Abnehmen mit der Mikrobiom-Diät

Gut Balance

INHALT

Einleitung 1

Mikrobiom des Menschen 2

Mikrobiom und Abnehmen 3

Entscheidend für Gesundheit 5

Dysbiose 9

Vielfalt des Mikrobioms 10

Aufbau von Diversität 11

Darmpilze und Darmparasiten 12

Umweltgifte 12

Das zweite Gehirn 15

Darmentzündungen 16

Stoffwechsel – Kurzkettige Fettsäuren 17

Mikrobiom – Ursachen für die Gewichtsabnahme und –zunahme 18

Faktor Stress 19

Dauerdiäten 21

Stress, Darmbakterien und Übergewicht 21

Probiotika gegen Ängste & Stress 21

Stressfrei essen 22

Achtsam essen 22

Langsam essen 22

Jeden Bissen genießen 23

Dankbarkeit und Wertschätzung 23

In einer gemütlichen Atmosphäre essen 23

Keine Mahlzeiten auslassen 23

Die Mikrobiom-Diät 24

Phase 1 24

Lebensmittel für einen gesunden Darm 31

Gesunde Fette 33

Die gesündesten Optionen wählen 33

Phase 2 34

Abschluss nach 6-Wochen 36

Präbiotika 37

Arabinogalactan 37

Inulin 38

Präbiotische Lebensmittel 39

Probiotika 43

Fermentierte Lebensmittel 43

Magensäure und Verdauungsenzyme 46

Protonenpumpenhemmer 49

Ergänzungsmittel 50

Nahrungsergänzung 52

Rezepte 55

Frühstück 55

Obstsalat 55

Obstsalat mit Paranüssen 56

Birnen-Kiwi Smoothie 57

Energie Smoothie 58

Heidelbeeren-Smoothie 59

Schokoladen-Mandel Smoothie 60

Smoothies selber machen 60

Goldene Milch 61

Kefir-Smoothie mit Kurkuma 62

Heidelbeeren-Grünkohl Smoothie 62

Mango-Smoothie 63

Apfel-Smoothie 64

Eier mit Tomaten, Radieschen und Spargel 65

Rührei mit Lauch und Zwiebeln 66

Probiotischer Haferbrei 67

Chia-Vanille-Pudding mit Erdbeeren 68

Mittag 69

Rucola-Salat 69

Fenchel-Salat 70

Grünkohl-Salat mit Sesam-Ingwer-Dressing 71

Birnen-Salat 72

Mandarinen-Walnuss-Salat 73

Quinoa-Salat mit Rucola und Walnüssen 74

Linsensalat 75

Brokkoli-Salat mit Oliven 76

Quinoa-Taboulé 77

Präbiotischer Salat 78

Mango-Rucola-Salat 79

Salatwickel mit Lachsfüllung 80

Salat mit Birne, Rüben und Granatapfel 81

Auberginensalat 82

Hühnersuppe mit Grünkohl u. Topinambur 83

Gemüsesuppe mit Pesto 84

Endiviensuppe mit Kichererbsen 85

Kichererbsen-, Tomaten- und Grünkohl-Suppe 86

Kartoffelsuppe mit Lauch und Zwiebel 87

Abend 88

Geschmortes Hähnchen 88

Curry-Gemüse-Eintopf 89

Zitronen-Hühnereintopf 90

Kabeljau mit Orangen-Kümmel-Vinaigrette 91

Gebackener Lachs 92

Zucchini-Nudeln mit Pesto und Kirschtomaten 93

Geschmortes Hähnchen mit Gemüse 94

Spaghetti-Kürbis mit Marinara-Sauce 95

Champignon-Rind Burger im Salatmantel 96

Zwischenmahlzeiten/Snacks 97

Blumenkohlreis 97

Gebackener Rosenkohl mit Knoblauch 98

Gedünsteter Blattkohl 99

Gebackener Kürbis mit Knoblauch u. Salbei 100

Spargel-Hummus 101

Zimt-Mandeln 102

Studentenfutter 103

Mandel-Lein-Kräcker mit Kräuter-Ziegenkäse 104

Topinambur-Chips 105

Süßkartoffel-Chips 106

Hausgemachte Basisrezepte 107

Basisrezept: Hühnerbrühe 107

Ketchup 108

Tomatensauce Marinara 109

Orangen-Kümmel-Vinaigrette 110

Rotwein-Vinaigrette 110

Zitronen-Vinaigrette 111

Pesto 111

Fermentierte Rezepte 112

Kefir 112

Sauerkraut 113

Kimchi mit Sesam 114

Fermentierter Blumenkohl, Karotten und roter Zwiebel 115

Tomaten-Salsa 116

Quellen 117

Haftungsausschluss 120

Impressum 121

Einleitung

Low Carb, Low Fat, Intervallfasten, Sport und Co. Was auch immer du versucht hast, dein Gewicht blieb unverändert. Keine dieser Methoden hat dir jemals den gewünschten Erfolg gebracht. Die Mikrobiom-Diät ist der beste und effektivste Weg, um Gewicht zu verlieren! Alle werden von dieser Diät profitieren, denn sie ermöglicht eine schnelle und langfristige Gewichtsabnahme. Mit diesem revolutionären Konzept können die Anwender Gewicht, Bauchumfang und Körperfett reduzieren und das vor allem im Bauchraum. Es wurde festgestellt, dass das Verlangen nach Zucker, Junk Food bzw. vermeintlich verbotenen Lebensmitteln wie Pizza und Eiscreme innerhalb weniger Tage nachließ und innerhalb weniger Wochen vollständig verschwand. Es gibt inzwischen Hinweise darauf, dass uns bestimmte Bakterienarten vorschreiben, was wir essen möchten und sogar Heißhungerattacken auslösen.

Mit diesem neuen Konzept zur Gewichtsabnahme wirst du in der Lage sein, deinen trägen Stoffwechsel wieder in Gang zu setzen und auf Hochtouren zu bringen. Gelegentlich kannst du dir sogar eine üppige Mahlzeit oder ein süßes Dessert gönnen, ohne dir Sorgen zu machen, frühere Sehnsüchte und Essgelüste zu entwickeln oder wieder Gewicht zuzunehmen. Anders als bei den meisten Diäten, bei denen das alte Gewicht wieder zurückgewonnen wird, ermöglicht uns diese Diät, ein gesundes Gewicht auch noch nach Jahren zu halten. Das Mikrobiom – die geheimnisvolle und so bedeutungsvolle Welt, die wir alle in uns tragen – ist der Schlüssel für eine erfolgreiche Gewichtsabnahme.

Mikrobiom des Menschen

Etwa 90 % der Zellen in unserem Körper sind nicht menschlicher Natur. Es sind Mikroorganismen und Bakterien, auch bekannt als Mikrobiom. Dabei handelt es sich in erster Linie um Darmbakterien (Darmflora), aber auch um alle auf der Haut lebenden Mikroorganismen (Hautflora) und der Schleimhäute. Ein gesundes Mikrobiom bedeutet ein gesundes Gleichgewicht der verschiedenen Mikroorganismen.

Die Darmflora spielt eine wichtige Rolle für einen verbesserten Stoffwechsel und die Gewichtsreduktion. Um Gewicht zu verlieren, braucht man keine Kalorien, Fette oder Kohlenhydrate zu zählen. Es genügt, die Lebensmittel zu vermeiden, die das Mikrobiom angreifen und die Lebensmittel zu sich zu nehmen, die es wieder aufbauen. Eine gesunde Darmflora wird dich von unkontrollierten Essattacken, Heißhunger und einem außer Kontrolle geratenen Stoffwechsel befreien.

Das Mikrobiom lässt sich erstaunlich schnell auswechseln. Innerhalb weniger Stunden kann der Körper in einen ungesunden Zustand übergehen, was zu einer Gewichtszunahme führt. Innerhalb weniger Wochen kann der Körper wieder in einen gesunden Zustand versetzt werden.

Der Aufbau und die Sanierung des Darmmikrobioms wirken sich auch auf das Gehirn aus. Eine gesunde Darmflora kann einen entscheidenden Beitrag zur Überwindung von Depressionen, Angstzuständen, Gehirnnebel, Müdigkeit und Konzentrationsschwäche leisten. Hautbild, Haarwachstum und Energielevel können durch ein intaktes Mikrobiom positiv beeinflusst werden.

Mikrobiom und Abnehmen

Neuere wissenschaftliche Erkenntnisse haben gezeigt, dass im Mikrobiom das Geheimnis einer gesunden Gewichtsabnahme liegt und Gesundheit, Stimmung, Energie und geistige Leistungsfähigkeit deutlich verbessert werden. Studien haben gezeigt, dass Menschen mit einem mikrobiellen Ungleichgewicht häufig an Gewicht zunehmen, auch wenn sie ihre Ernährung oder körperliche Aktivität beibehalten. Eine gestörte Darmflora kann dazu führen, dass fast jede Diät scheitert. Eine intakte Darmflora führt jedoch in vielen Fällen zu einer Gewichtsabnahme, auch wenn keine weiteren Veränderungen vorgenommen werden.

Mikroorganismen beeinflussen die Art und Weise, wie Kalorien aus der Nahrung gewonnen werden. Sie liefern wichtige Vitamine und Nährstoffe, darunter verschiedene B-Vitamine und Vitamin K, und helfen, das Immunsystem zu regulieren. Sie haben einen großen Einfluss auf die Hormone, den Appetit, das Verlangen und sogar auf die Gene. Sie haben auch einen großen Einfluss auf Neurotransmitter: Gehirnchemikalien, die Stimmung, Energielevel und psychische Gesundheit beeinflussen. Das Mikrobiom ist der entscheidende Faktor, um Stimmung und Gehirnfunktion zu optimieren, indem es die Produktion der Neurotransmitter, Hormone und Biochemikalien beeinflusst, die das Gehirn benötigt, um Gedanken und Emotionen zu verarbeiten.

Im Zentrum des Interesses steht jedoch die Frage, wie das Mikrobiom den Stoffwechsel beeinflusst. Sobald der Stoffwechsel wieder in Gang kommt und auf Hochtouren läuft, wirst du Gewicht verlieren und es ohne Mühe halten können. Wenn der Stoffwechsel träge ist und das Körperfett zurückgehalten wird, steigen die Pfunde und bleiben erhalten, auch wenn man Kalorien reduziert oder mehr Sport treibt. Der Stoffwechsel ist der Schlüssel zur Gewichtsabnahme und die mikrobielle Zusammensetzung ist der Schlüssel für einen funktionierenden Stoffwechsel. Der Aufbau einer stabilen und ausgewogenen mikrobiellen Gemeinschaft bildet die Basis für eine schnelle, effektive und dauerhafte Gewichtsabnahme. Vielleicht ist es sogar die Lösung für die globale Adipositas-Epidemie. Eine gesunde Darmflora sorgt dafür, dass du dein Wunschgewicht hältst, indem sie deine Verdauung fördert, einen gesunden Appetit aufrechterhält, die Kalorienverwertung reguliert und den Stoffwechsel optimiert.

Der Zustand deines Mikrobioms bestimmt:

- ***Welche Lebensmittel du dir wünschst: Süßigkeiten und Junk Food oder gesundes Obst und Gemüse.***
- ***Wann und wie lange du dich hungrig fühlst: Immer und überall oder nur dann, wenn du wirklich etwas zu essen brauchst.***
- ***Wie die Nahrung verstoffwechselt wird: Als gespeichertes Fett, das sich um Taille und Bauch sammelt oder zur Energiegewinnung.***

Entscheidend für Gesundheit

Wir tragen eine ganze mikrobielle Ökologie in unserem Körper: die Bakterienflora, die in einer symbiotischen Beziehung mit uns lebt. Die Ökologie der humanen Darmflora ist von uns selbst abhängig. Umgekehrt sind wir auch von ihr abhängig. Diese Ökologie gesund und im Gleichgewicht zu halten, ist der Schlüssel zu unserer allgemeinen Gesundheit und unserem Wohlbefinden.

Indem wir die Lebensmittel zu uns nehmen, die diese innere Welt im Gleichgewicht halten, werden unsere Stoffwechselprozesse auf Hochtouren laufen. Unser Körper kann sein Idealgewicht praktisch mühelos halten. Wir fühlen uns nur hungrig, wenn wir wirklich mehr Essen brauchen, aber wir sind voll und zufrieden, wenn wir genug haben.

Wir bauen unser Körperfett ab und gewinnen so unsere natürliche Taille und unseren relativ flachen Bauch zurück. Darüber hinaus fühlen wir uns vitaler und energiegeladener als je zuvor, beseitigen Gehirnnebel, Schlafstörungen, Depressionen und Angstzustände und entwickeln eine gesunde, strahlende Haut und Haare. Der Schlüssel für die Erreichung des Idealgewichts und der Gesundheit liegt im Gleichgewicht der verschiedenen Mikroorganismen in unserem Mikrobiom.

Umgekehrt, wenn wir Lebensmittel oder Medikamente zu uns nehmen, die diese innere Welt stürzen, gefährden wir unsere Gesundheit. Wir laufen Gefahr, eine Vielzahl von Krankheiten zu entwickeln, von Hautausschlägen bis hin zu Krebs. Wir fühlen uns müde, ängstlich, mürrisch, depressiv oder einfach nicht wir selbst. Meistens verspüren wir Hunger und sammeln Körperfett an, besonders um den Bauch herum. Die Folge ist eine Gewichtszunahme, die fast unausweichlich ist und noch schwieriger einzudämmen ist.

Gesundheitliche Vorteile eines gesunden Mikrobioms:

• ***Neue Lebenskraft und Vitalität***
• ***Gesundes Immunsystem***
• ***Schnelle und langfristige Gewichtsabnahme***
• ***Schöne, strahlende Haut***
• ***Verbesserung der Konzentration, des emotionalen Zustands und des Energielevels***
• ***Verbesserte psychische Widerstandsfähigkeit gegen Stress (Resilienz)***
• ***Wiederhergestelltes Haarwachstum***

Symptome eines gestörten Mikrobioms

Allergien	*Juckreiz des Afters*
Angst	*Konzentrationsstörungen*
Arthritis	*Kopfschmerzen*
Bauchschmerzen	*Kribbeln in Händen und Füßen*
Blähungen	*Müdigkeit*
Depressive Verstimmung	*Muskelschmerzen*
Durchfallerkrankungen	*Schnelles Altern*
Ekzeme	*Schwellungen am Knöchel*
Energielosigkeit	*Schwindelgefühl*
Gedächtnisprobleme	*Sexuelle Dysfunktion oder verminderter Sexualtrieb*
Gehirnnebel	
Gelenkschmerzen	*Trockene Haut*
Haarausfall und mattes, lebloses Haar	*Übelkeit*

Hautausschläge und andere Hautsymptome
Infektionen
Veränderung der Hautfarbe
Verstopfung
Völlegefühl

Kognitive und emotionale Auswirkungen

Aggressives Verhalten
Angst
Autismus
Demenz
Depression
Gedächtnisstörung
Gehirnnebel
Neurodegenerative Störungen
Sinnesstörungen
Stimmungsschwankungen
Unfähigkeit, Emotionen zu regulieren
Unklares Denken
Verwirrtheit

Verdauungsstörungen

Blähungen
Colitis ulcerosa
Darmleiden
Durchfallerkrankungen
Morbus Crohn
Reizdarmsyndrom
Verstopfung
Völlegefühl

Immunologische Störungen

Autoimmunerkrankungen:
Hashimoto-Thyreoiditis
Multiple Sklerose
rheumatoide Arthritis
Lupus
Fibromyalgie
Sjogren-Syndrom
Verminderte Immunfunktion

Hormonelle Störungen

Östrogen/Progesteron Störungen (Östrogendominanz, Progesteronmangel)
Polyzystisches Ovarialsyndrom (PCOS)
Schilddrüsenunterfunktion

Stoffwechselstörungen

Diabetes
Insulinresistenz
Metabolisches Syndrom

Dermatologische Erkrankungen

Akne	*Ekzeme*
Andere Hautausschläge	*Psoriasis*

Andere Symptome und Störungen

Bettnässen	*Knochenschwund*
Gelenkschmerzen	*Krebs*
Haarausfall	*Muskelschmerzen*
Herz-Kreislauf-Erkrankungen	*Osteoporose*

Dysbiose

Der übermäßige Gebrauch von Antibiotika führt zu einem massiven Missverhältnis der Darmbakterien, auch bekannt als Dysbiose. Von Dysbiose betroffene Menschen leiden unter den Folgen der Einnahme von Antibiotika. Sie wünschten sich, dass sie die Zeit zurückdrehen und die Jahre des Gebrauchs von Antibiotika zur Behandlung von Akne, Sinusitis oder anderen nicht lebensbedrohlichen Krankheiten umkehren könnten. Nicht nur Antibiotika stellen eine Bedrohung für das Mikrobiom dar. Eine schlechte Ernährung, die tägliche Einnahme von Medikamenten und chronischer Stress führen zu einer quantitativen und qualitativen Veränderung der Bakterienflora.

Die Dysbiose verändert die mikrobielle Gemeinschaft, verringert die lebenswichtige Population guter Bakterien und lässt die pathogenen (schlechten) Bakterien, die normalerweise in geringer Zahl vorhanden sind, gedeihen. Dies bedeutet im Wesentlichen ein mikrobielles Ungleichgewicht in der Darmflora. Die Diagnose kann schwierig sein, da es sich in erster Linie um eine klinische Diagnose handelt, die auf einer sorgfältigen Anamnese und der Kenntnis des Krankheitsbildes beruht. In der Allgemeinmedizin wird die Dysbiose mehr und mehr als eine echte Krankheit anerkannt, da Millionen von Menschen unter ihr leiden. Bislang wurde ihr jedoch wenig Bedeutung beigemessen, da sie im Vergleich zu den meisten Verdauungskrankheiten weder sicht- noch greifbar ist. Eine vaginale Pilzinfektion oder Mundsoor nach der Antibiotika-Einnahme sind typische Anzeichen einer Dysbakterie: Die natürliche Hefepopulation wächst unaufhaltsam an, nachdem das Antibiotikum eine große Anzahl lebenswichtiger Bakterien abgetötet hat. Eine Dysbiose kann sich als ernsthafte Erkrankung manifestieren, die den ganzen Körper betreffen kann. Dysbiose ist oft die Ursache für viele unverstandene und immer häufiger auftretende Krankheiten wie Leaky Gut, Reizdarmsyndrom und verschiedene Autoimmunerkrankungen. Es ist auch eine Erklärung dafür, warum es einigen Menschen sehr schwerfällt, Gewicht zu verlieren.

Vielfalt des Mikrobioms

Je vielfältiger dein Mikrobiom ist (je mehr Arten es enthält), desto gesünder bist du wahrscheinlich und desto effektiver kannst du die unerwünschte Gewichtszunahme bekämpfen. Das Mikrobiom ist äußerst wandlungsfähig und kann seine Zusammensetzung innerhalb von 24 Stunden als Reaktion auf Stress, Antibiotika und Krankheiten oder innerhalb von Wochen oder sogar Tagen als Reaktion auf eine Diät, Nahrungsergänzungsmittel und Sport verändern. Mit einer gesunden Ernährung können wir das mikrobielle Gleichgewicht wiederherstellen. So können Gesundheit, Appetit, Gewicht und Stoffwechsel stark beeinflusst und kontrolliert werden.

Das Mikrobiom beeinflusst uns nicht nur durch seine Gene, es hat auch einen großen Einfluss auf unsere Gene. Die Fähigkeit, die Expression eines Gens zu verändern, um ein Gen ein- oder auszuschalten, wird als Epigenetik bezeichnet. Die Genexpression kann durch Ernährung, Schlaf und Stress signifikant verändert werden. Als Beispiel haben viele von uns eine genetische Prädisposition für Diabetes. Diese Tendenz betrifft verschiedene Gene, die alle auf eine bestimmte Weise zusammenwirken müssen, um die Krankheit zu verursachen. Eine zucker- und stärkereiche Ernährung kann diese Gene aktivieren und eine gesunde Ernährung kann sie deaktivieren. Die Gene selbst verändern sich nicht, aber ihre Expression. Eine unausgewogene mikrobielle Zusammensetzung der Darmflora kann auch eine Prädisposition für Fettleibigkeit aktivieren, während ein gesundes Mikrobiom diese Gene abschalten oder sogar deaktivieren kann. Eine geringe Vielfalt ist generell mit einem erhöhten Risiko für Entzündungen, Insulinresistenz und andere Stoffwechselstörungen verbunden.

Aufbau von Diversität

Die Biodiversität, die Existenz einer großen biologischen Vielfalt, scheint eine Schlüsselrolle für die Gesundheit jedes Ökosystems zu spielen. Unser Mikrobiom unterscheidet sich nicht von anderen Ökosystemen. Je mehr verschiedene Bakterienarten in unserem Mikrobiom leben, desto gesünder werden wir wahrscheinlich sein.

Nicht zuletzt wegen der vielen Aufgaben, die das Mikrobiom zu erfüllen hat, ist Vielfalt ein entscheidender Erfolgsfaktor. Ein vielfältiges Mikrobiom besitzt wahrscheinlich mehr als genügend der nützlichen Bakterienarten, um sämtliche Aufgaben erfüllen zu können. Ein vielfältiges Mikrobiom ist viel besser gerüstet, um uns vor neuen Bedrohungen zu schützen, Nährstoffe aus den verschiedensten Lebensmitteln effizienter zu gewinnen und auf neue Gegebenheiten und Herausforderungen zu reagieren. Eine Schlüsselfunktion des Mikrobioms ist es, uns vor Krankheitserregern zu schützen: Bakterien, Pilze oder Viren, die sonst eine Gefahr für unsere Gesundheit darstellen könnten. Ein vielseitiges Mikrobiom kann uns vor einer Vielzahl von Bedrohungen schützen.

Aufgaben verschiedenen Bakterienarten

- ***Bildung von kurzkettigen Fettsäuren (SCFAs)***

Diese sind wichtig für die Gesundheit des Darms, da sie Entzündungen bekämpfen und die Gewichtsabnahme fördern. SCFAs tragen auch zum Schutz vor Darmkrebs bei.

- ***Erneuerung und Festigung der Darmwand / Stärkung der Darmbarriere***

Vorbeugung von undichtem Darm und damit Vorbeugung von Entzündungen. Dies wiederum verhindert letztendlich, dass es zu einer unkontrollierten Gewichtszunahme kommt.

- ***Verbesserung der Nährstoffaufnahme***

- ***Abbau von Giftstoffen***

- ***Vorbeugung oder Linderung von Autoimmunerkrankungen (wie z. B. rheumatoide Arthritis, Lupus und Multiple Sklerose)***
- ***Erreichung und Erhaltung eines gesunden Körpergewichts***

Darmpilze und Darmparasiten

Sowohl Pilze als auch Parasiten beeinflussen die Verdauung und können das mikrobielle Gleichgewicht beeinträchtigen. Ein prominentes Beispiel ist der Hefepilz Candida albicans, der viele Symptome innerhalb und außerhalb des Darms verursacht: Blähungen, Verstopfung, Durchfall und Bauchschmerzen sowie Hautausschläge, Vaginalpilz, Müdigkeit, Gehirnnebel, Ängste, Depressionen, Muskel- und Gelenkschmerzen, übermäßiger Hunger und Heißhunger auf Süßigkeiten und so weiter. Parasiten sind weit verbreitet und oft schwer durch Stuhltests zu diagnostizieren. Sie können ähnliche Symptome wie Candida verursachen. Um all diesen Erkrankungen gegenzusteuern, wird der Einsatz folgender Naturstoffe empfohlen:

Berberine, Wermut, Caprylsäure, Grapefruitkernextrakt, Knoblauch, Oregano-Öl.

Umweltgifte

Umweltgifte haben viele miteinander verbundene Auswirkungen auf den menschlichen Körper. Nachfolgend ein kurzer Überblick:

- ***Umweltgifte beeinflussen das Hormonsystem, was sich negativ auf den Stoffwechsel und das Gewicht auswirken kann.***
- ***Sie verursachen Entzündungen, weil sie das Immunsystem beeinflussen, was sich auf den Stoffwechsel und das Gewicht auswirken kann.***

- ***Die Leber ist das wichtigste Entgiftungsorgan. Sie muss diese Stoffe aus dem Blut filtern, wodurch die Leber weniger effizient Fett verstoffwechseln kann. Dies kann sich wiederum negativ auf den Stoffwechsel und das Gewicht auswirken.***

Es gibt zwei Möglichkeiten, Umweltgifte zu vermeiden: Der eine ist, alles daranzusetzen, Wasser aus Glasflaschen oder gefiltertem Trinkwasser zu trinken, verunreinigte Luft zu vermeiden und Haushalts- und Kosmetikprodukte zu verwenden, die keine giftigen Chemikalien enthalten.

Folgende Risiken für die mikrobielle und intestinale Gesundheit sind zu vermeiden:

- ***Alkohol***
- ***Antibiotika***

Natürlich sind sie manchmal lebenswichtig für die Gesundheit, aber vermeide einen Übergebrauch und nimm Probiotika während und nach der Antibiotika-Behandlung.

- ***Antibabypillen***
- ***Chlor***
- ***Fleisch***

Fleisch aus nicht artgerechter Haltung. Massentierhaltung schadet Tieren und Natur. Sie ernähren sich von gentechnisch verändertem Futter und sind aufgrund der grausamen Behandlung mit Schadstoffen belastet. Sie erhalten nach wie vor Antibiotika und stellen somit eine bedenkliche Quelle für Antibiotika in unserer Ernährung dar.

- ***Gentechnisch veränderte Organismen (GVO)***
- ***Händedesinfektionsmittel***

Nur wenn eine Händedesinfektion zwingend vorgeschrieben oder notwendig ist. Das Mikrobiom der Haut (Hautflora) gerät dabei aus dem Gleichgewicht.

- ***NSAR***

Nichtsteroidale Antirheumatika, einschließlich Aspirin und Ibuprofen – außer bei absoluter Notwendigkeit. Abgesehen davon, dass sie Entzündungen hemmen, schädigen sie auch die empfindliche Darmschleimhaut und greifen so das Mikrobiom an. Im Endeffekt verursachen sie mehr Entzündungen und tragen so zur Gewichtszunahme bei.

- ***PPI (Protonenpumpenhemmer oder Antazide)***

- ***Stress (Zu viel Stress oder chronischer Stress)***

- ***Schwermetalle***

Wie etwa das Quecksilber, das in vielen großen Fischen vorkommt.

- ***Trans-Fette und hydrierte Fette***

- ***Umweltgifte***

- ***Ungesunde Fette***

- ***Verarbeitete Lebensmittel***

- ***Zucker und raffinierte Kohlenhydrate***

- ***Zusatz- und Konservierungsstoffe***

Das zweite Gehirn

Dein Bauch hat seinen eigenen Geist: das zweite Gehirn oder Bauch-Hirn. Im Darm befinden sich mehr Nerven als in der Wirbelsäule. Diese Nerven übertragen wichtige Nachrichten in Richtung Gehirn und umgekehrt. Mehr und mehr Forschungsergebnisse zeigen, dass wir psychische Beschwerden nicht ohne die Einbeziehung des Darms vollumfänglich therapieren können. Die Beziehung zwischen Gehirn und Darm ist keine Einbahnstraße.

Stress, Angst oder Wut führen dazu, dass das Gehirn eine Reaktion im Nebennierensystem anstößt, um den Körper mit Stresschemikalien zu überfluten. Diese Chemikalien beeinflussen die Verdauung und verursachen oft Symptome wie Blähungen, Sodbrennen (gastroösophageale Refluxerkrankung) und auf lange Sicht eine Gewichtszunahme. Serotonin ist in diesem Zusammenhang ein kritischer Neurotransmitter für die Entwicklung von Optimismus und Selbstvertrauen sowie ein wichtiger Baustein für guten Schlaf.

Ein gestörter Serotoninspiegel könnte dazu führen, dass wir uns hoffnungslos und unsicher fühlen und zugleich mit Ängsten, Unruhe und Schlaflosigkeit zu kämpfen haben. Im Ernstfall kann ein niedriger Serotoninspiegel zu Depressionen führen, da sich ca. 90 % des körpereigenen Serotonins im Darm befindet, wo es die Verdauung reguliert. Wenn unser Magen-Darm-Trakt nicht richtig funktioniert, kann er nicht genug Serotonin produzieren, um unsere Verdauung zu verbessern oder unser Wohlbefinden zu steigern. Gleichzeitig beeinträchtigt eine gestörte Darmflora das Verdauungs-, Immun- und Hormonsystem und führt letztlich dazu, dass der Körper Fett speichert. Depressionen und die Gewichtszunahme können durchaus auf die gleiche Ursache zurückzuführen sein.

Auch das Immunsystem ist an dieser Interaktion beteiligt und verursacht Entzündungen, die sowohl den Darm als auch das Gehirn angreifen und sowohl Depressionen als auch die Gewichtszunahme verschlimmern. Ein gestörtes Darmmikrobiom kann zu einer Vielzahl von Symptomen führen, darunter Gewichtszunahme, Verdauungsprobleme, Immunschwäche, Energielosigkeit, Konzentrationsschwäche, Ängste oder Depressionen.

Es ist nicht ungewöhnlich, dass ein Patient, der an Depressionen leidet, an einen Psychiater oder Psychologen überwiesen wird, während derselbe Patient, der Blähungen, Völlegefühl, Verstopfung erfährt und an Gewicht zunimmt, an einen Internisten, einen Ernährungsberater oder auch einen Gastroenterologen überwiesen wird. In der Schulmedizin ist es eher unwahrscheinlich, dass Depressionen und Verdauungsprobleme als mögliche Folgen der gleichen Ursache interpretiert werden.

Die intestinale Mikrobiota ist ein einzigartiges Netzwerk, eine Gemeinschaft in ständiger Kommunikation mit sich selbst und mit uns. Die Mikrobiom-Diät bietet dir die Gelegenheit, all diese verschiedenen Systeme parallel anzusprechen, indem du einfach die Beschaffenheit deines Mikrobioms und die Gesundheit deines Darms förderst.

Darmentzündungen

Wenn sich der Körper permanent Stress oder Gefahren aussetzt, können sich chronische Entzündungen ausbreiten. Je länger die Entzündung anhält, desto schlechter wird es um die Gesundheit bestellt sein. Viele Faktoren können Entzündungen verursachen, darunter Stress, Medikamente und eine Ernährung, die von Süßigkeiten, Stärke und ungesunden Fetten geprägt ist.

Lebensmittel mit hohem Gehalt an verarbeitetem Zucker, raffinierten Kohlenhydraten und ungesunden Fetten fördern das Wachstum bestimmter Arten von Darmbakterien. Da eine Mikrobe eine sehr kurze Lebensdauer hat, beginnen die „schlechten" Bakterien, die „guten" Bakterien zu verdrängen, sobald sie diese ungesunden Fette und Zucker im Darm finden. Die schlechten Bakterien produzieren schnell eine Substanz namens Endotoxin, die das Immunsystem zu einer Abwehrreaktion, d. h. einer Entzündung, anregt. Die Entzündung löst eine Überproduktion von Insulin aus, wodurch der Körper die Fettverbrennung einstellt, aber die Fettspeicherung stimuliert. Entzündungen stören auch die Leptin-Signale – Leptin ist ein Hormon, mit dem man sich satt fühlt. Dies erschwert es dir, dich satt zu fühlen.

Stoffwechsel – Kurzkettige Fettsäuren

Kurzkettige Fettsäuren (SCFAs) sind eine der effektivsten Mittel, um Körperfett zu bekämpfen, die Gesundheit zu erhalten und den Stoffwechsel anzukurbeln. SCFAs entstehen, wenn sich Darmbakterien von Oligosacchariden ernähren. Dies sind Ballaststoffe, die in verschiedenen Gemüsesorten enthalten sind und unverdaut bis hinunter in den Darm transportiert werden. Beim Verzehr von Zwiebeln, Lauch, Spargel, Yambohnen oder Topinambur ernähren sich die Darmbakterien von ihren Ballaststoffen und vergären sie. Die Nebenprodukte dieser Vergärung sind neben SCFAs auch Acetat (Essigsäure) und Butyrat (Buttersäure) sowie B-Vitamine und Vitamin K. Eines der Ernährungsziele besteht darin, genügend Oligosaccharide und andere Präbiotika zu konsumieren, um die guten Bakterien im Mikrobiom zu füttern und zu versorgen.

Butyrat ist eine Art Wundermittel für den Stoffwechsel. Diese kurzkettige Fettsäure verbessert die Insulinempfindlichkeit und erhöht gleichzeitig den Energieverbrauch, also die Menge an Fett, die als Energie verbrannt wird. Sie moduliert das Immunsystem zum Schutz vor Infektionen und Krankheiten und unterstützt gleichzeitig die Widerstandsfähigkeit der Epithelzellen, wodurch eine gestörte Darmbarriere (undichter Darm) verhindert wird. Die entzündungshemmende Wirkung wird neben Acetat auch durch einen hohen Butyratspiegel erreicht. Beide Verbindungen stärken auch die Funktion der Mitochondrien. Mitochondrien sind der Teil der Zelle, in dem Energie produziert und Fett verbrannt wird. Entzündungen können die empfindlichen Mitochondrien leicht schädigen, was letztendlich zur Fettspeicherung beitragen kann.

Mikrobiom – Ursachen für die Gewichtsabnahme und –zunahme

Gesundes Mikrobiom	*Geschädigtes Mikrobiom*
✓ **Gewichtsabnahme** → Gesundes und stabiles Gewicht	× **Gewichtszunahme** → Adipositas
✓ *Regulation der Kalorienverwertung und der Energiegewinnung aus der Nahrung* ✓ *Bildung von kurzkettigen Fettsäuren (SCFA), die erstaunliche Auswirkungen auf die Gewichtsabnahme haben* ✓ *Reduzierung von Entzündungen* ✓ *Aktivierung der Gene, die Fett verbrennen, statt es zu speichern*	× *Auslösung von entzündlichen Prozessen* × *Insulinresistenz* × *Nahrungsmittelunverträglichkeiten und Leaky Gut (durchlässiger Darm)* × *Ständiger Hunger und gesteigerter Appetit* × *Aktivierung der Gene, die für die Fettspeicherung verantwortlich sind*

Faktor Stress

Unterschiedliche Faktoren, die mit Stress zusammenhängen, führen zu einer Fettspeicherung. In ihrer Gesamtheit bilden sie einen Teufelskreis, der es uns unmöglich macht, unerwünschte Kilos zu verlieren. Stress fördert die Gewichtszunahme in vielerlei Hinsicht:

Zu viel Stress führt zu einem Ungleichgewicht des Stresshormons Cortisol. Im Gleichgewicht fühlst du dich energiegeladen und lebendig. Wenn der Cortisolspiegel aus dem Gleichgewicht ist, wird der Körper angeregt, Fett zurückzuhalten und Fett zu speichern. Dabei spielt es keine Rolle, wie wenig du isst oder wie viel Sport du treibst.

Chronischer Stress beeinträchtigt die Widerstandsfähigkeit des Darms und fördert einen undichten Darm (Leaky Gut). Stress verändert die Zusammensetzung des Mikrobioms. Ein gestörtes Mikrobiom verursacht in der Folge Entzündungen, einen Leaky Gut und Verdauungsprobleme, die den Körper zusätzlich belasten.

Auswirkungen von Stress auf Verdauung und Gewicht

• *Beeinflusst die von deinem Magen abgesonderten Substanzen und beeinträchtigt so die Verdauung.*
• *Reduziert Salzsäure (Magensäure), was sich ebenfalls negativ auf die Verdauung auswirkt.*
• *Verhindert, dass sich die Nahrung sanft durch den Darm bewegt.*
• *Trägt zu einem undichten / durchlässigen Darm bei.*
• *Beeinflusst die Durchblutung der Schleimhäute, welche den Darm auskleiden und Nährstoffe aufnehmen.*
• *Verändert das Mikrobiom, was zu Entzündungen, Insulinresistenz und Gewichtszunahme führen kann.*
• *Fördert die Fettspeicherung in der Bauchhöhle; hier liegen die größten Gesundheitsrisiken.*
• *Beeinflusst den Blutzuckerstoffwechsel, wodurch es zu einem erhöhten Verlangen nach fettigen und zuckerhaltigen Lebensmitteln kommt.*
• *Erhöht die Cortisolproduktion, einem Stresshormon, das in den Nebennieren gebildet wird und die Insulinresistenz und Fettspeicherung anregen kann.*
• *Verringert den Testosteronspiegel und führt zu einem Abbau von Muskelmasse, was den Stoffwechsel verlangsamt.*

Dauerdiäten

Wenn man versucht, die Nahrungszufuhr einzuschränken, könnte dies eine zusätzliche Form von körperlichem und emotionalem Stress zur Folge haben. Es gibt Studien, die darauf hindeuten, dass Langzeitdiäten den Cortisolspiegel erhöhen können. Chronisch erhöhte Cortisolspiegel fördern die Insulinresistenz, was wiederum die Fettspeicherung, vor allem im Bauchraum, beschleunigt.

Stress, Darmbakterien und Übergewicht

Eine gesunde Darmflora ist für die Erhaltung eines gesunden Gewichts von entscheidender Bedeutung. Stress zerstört jedoch schnell viele der nützlichen Bakterien, die wir so dringend benötigen. Die Darmflora reagiert so empfindlich, dass sich die Population schon durch 24 Stunden andauernden Stress signifikant verändern kann. Dies wird deutlich, wenn man bedenkt, dass die Mikroben in unserem Mikrobiom eine Lebensdauer von ca. 20 Minuten haben.

Probiotika gegen Ängste & Stress

Wenn das Mikrobiom einen so großen Einfluss auf unser Gedächtnis, unser Denken und unsere Stimmung hat, folgt daraus, dass der Einsatz von Probiotika einen nachweisbaren Effekt auf das Gedächtnis, den Stress und andere mentale und emotionale Funktionen ausüben kann. Wir wissen aus der Forschung, dass Probiotika Angst- und Stressreaktionen reduzieren und die Stimmung bei Patienten mit Reizdarmsyndrom und chronischem Erschöpfungssyndrom verbessern können.

Stressfrei essen

Zu schnelles, hastiges Essen oder stressbedingte Ernährungsgewohnheiten tragen zur Gewichtszunahme bei. Andererseits kann eine stressfreie Ernährung helfen, Gewicht zu verlieren. Um den Stress während der Mahlzeiten zu reduzieren, sind die folgenden Punkte zu beachten:

Achtsam essen

Achtsames Essen baut Stress ab, was wiederum das Mikrobiom aufbaut. Der Cortisolspiegel wird gesenkt, wodurch die Speicherung von Bauchfett vermieden wird. Ein ausgeglichener Cortisolspiegel führt zu weniger Entzündungen, was wiederum die Gewichtsabnahme erleichtert. Achtsamkeit und eine bewusste Ernährung sorgen außerdem dafür, dass du weniger isst, denn jeder Bissen erzeugt Zufriedenheit und Sättigung. Nicht nur der Körper, sondern auch die Sinne und Emotionen werden genährt. Da man in jeder Hinsicht mehr Erfüllung erfährt, braucht man nicht so viel zu essen.

Langsam essen

Die Verdauung setzt mit dem Kauen ein, was den Speichelfluss erhöht. Amylase, ein Enzym im Speichel, unterstützt den Körper bei der Vorbereitung auf die Verdauung von Kohlenhydraten: Getreide, Gemüse, Obst oder Süßigkeiten. Je gründlicher du deine Nahrung kaust, desto besser bereitest du sie für die Verdauung im Magen vor. Viele von uns kauen ihr Essen nicht gründlich genug. Wir scheinen nach sofortiger Befriedigung zu suchen und verschlingen das Essen in kürzester Zeit. Es lohnt sich, die Mahlzeiten langsamer zu genießen, da dies ein wichtiger Aspekt beim Abnehmen und für die Gesundheit ist. Um die Mahlzeiten so langsam wie möglich zu genießen, genügt es, länger und gründlicher zu kauen.

Jeden Bissen genießen

Nimm dir Zeit zum Essen und kaue das Essen gut durch. Jeder Bissen sollte mindestens 20-30-mal durchgekaut werden, bevor er verschluckt wird. Achte darauf, wie lange du jeden Bissen im Mund behalten kannst und achte auf Geschmack, Aroma, Textur, Wärme oder Kälte. Du wirst erstaunt sein, wie angenehm das Essen schmecken wird und welche Vorteile es für die Gewichtsabnahme haben wird.

Dankbarkeit und Wertschätzung

Dankbarkeit und Wertschätzung für Essen ist ein wunderbarer Weg, um Stress abzubauen und die chemischen Prozesse in deinem Körper zu verbessern. Ziel ist es, Cortisol und andere Stresshormone zu senken und ein gesundes Körpergefühl beim Schmecken, Kauen, Schlucken und Verdauen zu erreichen. Nimm dir einen Moment Zeit, um deine Aufmerksamkeit auf das zu richten, was du isst. Halte inne und schaffe einen Raum der Dankbarkeit, Wertschätzung und Freude an deinem Essen.

In einer gemütlichen Atmosphäre essen

Studien zeigen, dass Menschen, die beim Fernsehen essen, dazu neigen, mehr zu essen, weil sie nicht aufmerksam sind. Das Gehirn ist beim Fernsehen und nicht beim Essen. Auch während der Arbeitszeit sollten Mahlzeiten oder Snacks vermieden werden. Genieße dein Essen in einer Atmosphäre, die sich entweder auf das Essen oder auf den Dialog mit deinen Lieben konzentriert. Deine Stressreaktion wird abnehmen und du wirst Gewicht verlieren.

Keine Mahlzeiten auslassen

Der Körper braucht alle vier Stunden etwas zu essen. Der Verzicht auf Mahlzeiten belastet den Körper, erhöht den Cortisolspiegel und fördert die Fettspeicherung.

Die Mikrobiom-Diät

Phase 1

Blutzucker-Schwankungen und hormonelle Fluktuationen des Insulin-, Leptin- und Ghrelinspiegels, beeinflusst durch eine gestörte Darmflora, sind die Hauptgründe, warum sich viele Menschen im Rahmen einer Diät hungrig und unerfüllt fühlen und ihr verlorenes Gewicht zurückgewinnen. Die Beseitigung der schädlichen Bakterien ist zwingend notwendig, um Gewicht zu verlieren und dauerhaft schlank zu bleiben.

In der ersten Phase der Diät wird die wahrscheinlich löchrige Darmwand, die unvollständig verdaute Nahrung in den Blutkreislauf abgibt, wiederhergestellt. Zucker, Eier, Soja, Gluten und Milchprodukte sowie künstliche Farb- und Konservierungsstoffe werden in dieser Phase vermieden. Zum Einsatz kommen Präparate mit Inulin, Arabinogalactane und Fructooligosaccharide (FOS). Im Mittelpunkt stehen Lebensmittel, die die nützlichen Darmbakterien versorgen: Spargel, Karotten, Knoblauch, Topinambur, Yambohnen, Porree/Lauch, Zwiebeln, Rettich und Tomaten sowie Gewürze wie Kurkuma und Zimt.

Zusätzlich wird die Darmflora mit dem richtigen Verhältnis von Omega-3- zu Omega-6-Fettsäuren aufgebaut und saniert. Die gesunden Fette werden durch den Verzehr von Nüssen und Nussbutter (Mandeln, Paranüsse), Samen und Kernen (Leinsamen, Chia-Samen, Kürbiskerne), Ölen (Olivenöl, Leinsamenöl, Fischöl) aufgenommen. Daneben werden hochwertige Proteine, ballaststoffreiche Kohlenhydrate und jede Menge hochwertiges frisches

Obst und Gemüse benötigt. Und schließlich werden Präbiotika, Probiotika und Nahrungsergänzungsmittel benötigt, um die Darmflora zu erneuern, den Darm zu heilen und eine optimale Gesundheit zu erreichen.

Die folgenden Lebensmittel sind in den ersten 3 Wochen nicht zugelassen. Nach Ablauf dieser Zeit, wenn der Darm geheilt und das mikrobielle Gleichgewicht wiederhergestellt ist, kannst du einige dieser Lebensmittel wieder einführen. In der ersten Phase ist es jedoch wichtig, den Diätplan und die Einschränkungen sehr genau zu befolgen.

Verzichte bitte auf die folgenden Lebensmittel:

Verarbeitete Lebensmittel

Verarbeitete oder verpackte Lebensmittel enthalten eine Vielzahl von Inhalts- und Zusatzstoffen, die den Darm belasten und das mikrobielle Gleichgewicht stören. Dazu gehören verarbeitete Fleisch- und Wurstwaren, die oft mit Gluten und Trans- oder hydrierten Fetten versetzt werden. Konservierungsmittel und Lebensmittelfarbstoffe belasten die Leber und erschweren den Fettstoffwechsel des lebenswichtigen Organs, was zu einer Gewichtszunahme führen kann. Verpackte Lebensmittel enthalten oft Gluten als Konservierungsmittel, Soja, Trans-, hydrierte Fette und/oder Rapsöl, die alle die mikrobielle Gemeinschaft auf verschiedene Weise gefährden. Darüber hinaus enthalten verpackte Lebensmittel oft Maissirup mit hohem Fruchtzuckergehalt (HFCS).

Ungesunde Fette

Besonders wichtig für eine gesunde Darmflora und eine optimale Verdauung ist der Verzicht auf ungesunde Fette. Zu den ungesunden Fetten gehören hauptsächlich Trans-Fette und hydrierte Fette. Sie sind mit unserer Physiologie unvereinbar, schädigen unsere Verdauungsenzyme und fördern Entzündungen. Diese unnatürlichen Fette können auch die Bildung von freien Radikalen bewirken, die die Zellgesundheit beeinträchtigen.

Da die Zellwände aus Fett bestehen, sind gesunde Fette für die Funktionsfähigkeit der Zellen unerlässlich. Der Konsum von Trans-Fetten oder hydrierten Fetten hat zur Folge, dass wir keine gesunde Zellwand mehr aufbauen können, die reguliert, was in die Zellen eintritt und aus ihnen austritt. Auch Verdauung, Energiestoffwechsel und Fettverbrennung können nicht mehr optimal ablaufen.

Ungesunde Fette ernähren auch die falschen Bakterienarten. Diese schädlichen Mikroben bilden Endotoxine, lösen Entzündungen aus und führen dazu, dass der Körper Fett speichert. Der Konsum von ungesunden Fetten kann das mikrobielle Gleichgewicht stark verändern und die Gewichtszunahme fördern. Die gute Nachricht ist, dass die Aufnahme von gesunden Fetten die Zellwände in einem optimalen Zustand hält. Das richtige Verhältnis von Omega-3 (in Fischöl, Leinöl, Nüssen und Samen) und Omega 6 (die gesündesten Formen in Olivenöl und Avocado) ist entscheidend.

Maissirup mit hohem Fructosegehalt (HFCS)

Dieses Süßungsmittel nährt schädliche Bakterien, fördert deren Wachstum und bringt so das Mikrobiom aus dem Gleichgewicht. HFCS belastet die Leber und beeinträchtigt die Fähigkeit des Körpers, Giftstoffe zu beseitigen und Fett zu verstoffwechseln. Um die Darmflora wiederherzustellen, den Darm zu heilen und Gewicht zu verlieren, sollte dieses Süßungsmittel unbedingt vermieden werden.

Gluten

Diejenigen, die seit langem mit Übergewicht zu kämpfen haben und vor allem vergeblich versucht haben abzunehmen, könnten einen undichten Darm und damit verbundene Entzündungen entwickelt haben. Bei einem undichten Darm (Leaky Gut) ist es sehr wahrscheinlich, dass das Immunsystem auf die unvollständig verdaute Nahrung, die durch die Darmwand dringt, überreagiert.

Ohne Tests ist es nicht möglich, eindeutig festzustellen, welche Lebensmittel eine Reaktion auslösen. Die am häufigsten verwendeten Lebensmittel sind jedoch Eier, Milchprodukte, Soja und Gluten. Das sind also die vier Lebensmittel, die zumindest in den ersten drei Wochen vermieden werden sollten.

Gluten ist ein Protein, das in Weizen, Gerste, Roggen und anderen Getreidesorten vorkommt. Wir alle reagieren auf Gluten auf unterschiedliche Weise. Etwa 1 % der Bevölkerung reagiert sehr empfindlich auf Gluten, auch bekannt als Zöliakie. Beim Verdacht auf Zöliakie ist es ratsam, einen Arzt aufzusuchen und sich testen zu lassen. Aber auch Menschen ohne Zöliakie können empfindlich auf Gluten, Eier, Milchprodukte und Soja reagieren.

Viele Menschen können glutenhaltiges Getreide nicht leicht verdauen und bekommen daher Darmprobleme. Der Grund dafür ist, dass Gluten die Produktion von Zonulin auslöst. Zonulin ist eine biochemische Substanz, die die dichten Verbindungen, auch als „Tight Junctions" bezeichnet, der Darmwand öffnet. Bei moderatem Glutenkonsum (z. B. 2 x wöchentlich eine Portion Brot oder Pasta) hat der Körper die Möglichkeit, diese Verbindungen wieder zu verdichten und die Gesundheit des Darms zu erhalten. Bei ständigem Glutenkonsum, nicht nur in Brot und Nudeln, sondern auch in verarbeiteten Lebensmitteln und glutenhaltigen Körperpflegeprodukten, bleiben die Tight Junctions oft lose und durchlässig. Infolgedessen kann Gluten eine Immunantwort auslösen, die unseren Körper veranlasst, Antikörper gegen Gluten zu entwickeln, die Entzündungen verursachen. Nicht zuletzt führt eine Entzündung fast immer zu einer Gewichtszunahme. Mit einem gesunden Darm und einer gesunden mikrobiellen Zusammensetzung ist es jedoch durchaus möglich, in der zweiten Phase der Diät 2- bis 3-mal pro Woche glutenhaltige Lebensmittel zu verzehren.

Eier

Obwohl sowohl Eiklar als auch Eigelb unter den gesunden Lebensmitteln gelistet sind, können sie bei einem undichten Darm Reaktionen auslösen. Eier sollten erst ab der zweiten Phase zum Verzehr verwendet werden, wenn der gesunde Darm und die intakte Darmflora sie besser vertragen. Die Gefahr von Eiern kann auf das ungesunde Futter der industriell gezüchteten Hühner zurückzuführen sein, die diese legen. Daher ist es wichtig, Bio- und Freilandeier zu konsumieren.

Soja

Soja, einschließlich Sojamilch, Sojasauce, Tofu, Tempeh, Miso und alle Formen von Sojaprotein, die in vielen Proteinriegeln, Proteinshakes und Proteinpulvern vorkommen – mit Ausnahme von Sojalezithin – sind auszuschließen. Soja ist ein häufiger Auslöser für Immunreaktionen und Leaky Gut. Außerdem kann Soja Auswirkungen auf den Schilddrüsenhormon- und Östrogenspiegel haben. Jedenfalls sind fermentierte Sojaprodukte, wie in Miso und Tofu zu finden, die einzige gesunde Form von Soja. Sojaprotein ist schwer verdaulich und Soja ist auch gesundheitlich mit vielen Risiken behaftet, insbesondere im Falle von gentechnisch veränderten Sojabohnen. Es ist daher sinnvoll, auf Soja zu verzichten.

Milchprodukte

Alle Milchprodukte (Milch, Joghurt, Käse) sind zu vermeiden, ausgenommen Bio-Butter und Ghee / geklärte Butter. Milchprodukte sind für viele Menschen unbedenklich und solange keine Laktoseintoleranz oder anhaltende Unverträglichkeit gegenüber Milchprodukten vorliegt, können diese Produkte in der 2. Phase wieder in die Ernährung eingeführt werden. Wer jedoch einen undichten Darm hat bzw. übergewichtig ist, sollte Lebensmittel vermeiden, die eine Reaktion des Immunsystems auslösen können. Es ist ratsam, Milchprodukte in diesem Stadium auszuschließen, da der Mensch möglicherweise besonders empfindlich auf Milchprodukte reagiert. Butter und Ghee enthalten nur Fett, kein Milcheiweiß und kaum Laktose. Milchprodukte aus der konventionellen Landwirtschaft enthalten jedoch Hormone und Antibiotika, die das Mikrobiom schädigen. Wenn möglich, sollten immer Bio-Produkte und laktosefreie Alternativen verwendet werden.

Erdnüsse oder Erdnussbutter

Erdnüsse sind keine Nüsse, sie sind Hülsenfrüchte (wie Bohnen, Linsen, Erbsen) und enthalten als solche Lektine, welche die Mineralstoffaufnahme erschweren. Sie enthalten auch oft Aflatoxine, ein in verschiedenen Schimmelpilzen vorkommendes Gift, das eine Gefahr für das mikrobielle Gleichgewicht darstellt.

Rapsöl

Rapsöl ist in Wahrheit ein Industrieöl, das ursprünglich nicht zum Kochen bestimmt war. Ohne aufwendige Verarbeitung ist es nicht zum Verzehr geeignet. Rapsöl enthält chemische Substanzen, die den Darm und das Mikrobiom angreifen können. Darüber hinaus kann Rapsöl die Myelinscheide, die die Nerven umgibt, schädigen, was viele Symptome verursachen kann.

Hülsenfrüchte

Schwarze, weiße, rote Bohnen, Kidneybohnen, Ackerbohnen und grüne Bohnen sind untersagt. Ausnahmen bilden Kichererbsen und Linsen. Hülsenfrüchte sind wunderbare Quellen für Proteine, Ballaststoffe, Vitamine und Mineralien. Bei einem Leaky Gut können sie jedoch nur schwer im Verdauungstrakt verarbeitet werden. Sie enthalten auch Lektine, die es schwierig machen, Mineralien aufzunehmen. Kichererbsen und Linsen sind leichter zu verdauen und haben viele gesundheitsfördernde Eigenschaften, so dass sie von Anfang an verzehrt werden dürfen. Diese Lebensmittel enthalten Raffinose und Stachyose, die für das Mikrobiom sehr nützlich sind, sowie resistente Stärken, d. h. Ballaststoffe, die als Präbiotika besonders wirksam sind.

Zucker und Stärke

Die Probleme beim Zucker betreffen vor allem diejenigen, die versuchen, Gewicht zu verlieren. Es sei darauf hingewiesen, dass Zucker sehr schnell den Blutzuckerspiegel erhöht, was wiederum zu einer Insulinspitze führt. Ein Überschuss an Insulin bereitet den Körper auf die Insulinresistenz vor und bewirkt, dass er Fett speichert. Ein weiteres Problem beim Zucker ist, dass er die schädlichen Bakterien optimal ernährt. Um das mikrobielle Gleichgewicht wiederherzustellen und den Stoffwechsel anzukurbeln, müssen Süßigkeiten und raffiniertes Mehl vermieden werden. So kann eine übermäßige Vermehrung von schlechten Bakterien unterbunden werden.

Getreide

Glutenfreies Getreide – Quinoa, Vollkornreis und Hirse – verursacht in der Regel keine Nahrungsmittelunverträglichkeit. Auch wenn diese Getreide die Darmwand durchdringen, reagiert das Immunsystem in den meisten Fällen nicht. Die schlechten Bakterien lieben jedoch den Zucker und die Stärke im Getreide, ja sogar im Vollkorn. In der ersten Phase empfiehlt es sich daher, diese zu vermeiden, da sie einige unerwünschte Bakterien, einschließlich Hefen, versorgen. Reis und Hirse enthalten auch Lektine – Proteine, die die Aufnahme von Mineralien hemmen. Sie sollten deshalb immer in Maßen konsumiert werden. Sobald sich das Mikrobiom im Gleichgewicht befindet, ist es natürlich auch möglich, glutenfreies Getreide zu genießen. Es ist ratsam, diese Getreidesorten in Phase 1 zu vermeiden, um mit dem Wiederaufbau zu beginnen.

Kartoffeln, Süßkartoffeln, Yamswurzeln, Mais und Maisstärke

Das sind gesunde Lebensmittel, insbesondere Süßkartoffeln und Yamswurzeln. Sie enthalten jedoch viel Stärke und können so eine übermäßige Vermehrung schädlicher Bakterien verursachen und damit das mikrobielle Gleichgewicht stören. Vermeide diese Lebensmittel in Phase 1.

Trockenobst oder Obstkonserven

Diese scheinbar gesunden Lebensmittel enthalten oft zusätzlichen Zucker und verursachen so ein Ungleichgewicht im Mikrobiom. Sie versorgen die schädlichen Bakterien mit Glucose und Fructose. Außerdem lösen sie das Verlangen nach Süßigkeiten aus, indem sie zuckerliebende Hefen und Bakterien füttern. In Phase 1 sind sie zu vermeiden. In Phase 2 dürfen sie in kleinen Mengen verzehrt werden, sofern sie unbehandelt und ohne Zuckerzusatz vorliegen.

Säfte

Beim Entsaften von Obst oder Gemüse wird die Flüssigkeit von den Ballaststoffen getrennt. Es sind aber gerade die Ballaststoffe, die das mikrobielle Gleichgewicht fördern. Fruchtsäfte enthalten zu viel Fructose, was zum Wachstum schädlicher Bakterien beiträgt. Gemüsesäfte können eine gesunde Wahl sein. In dieser Phase des Heilungsprozesses solltest du dich jedoch auf ganzes Obst und Gemüse beschränken. Gemüsesäfte können gesund sein, wenn sie frisch sind und wirklich nur Gemüse enthalten. Vermeide jedoch die handelsüblichen Säfte, die in der Regel einen hohen Anteil an Fruchtsaft enthalten.

Alkohol und Koffein

Verzichte aufgrund seiner potenziell negativen Auswirkungen auf das Mikrobiom auf Alkohol. Nach Abschluss der Diät kannst du einige alkoholische Getränke mit einbeziehen. Es ist ratsam, den Koffeinkonsum auf 1 bis 2 Tassen pro Tag und den Konsum von koffeinhaltigem Tee auf 2 bis 4 Tassen pro Tag zu beschränken. Du kannst so viel entkoffeinierten Kaffee und Kräutertee trinken, wie du möchtest.

Süßstoffe

Künstliche Süßstoffe können sich negativ auf Gesundheit und Gewicht auswirken. Aspartam zerfällt in schädliche Verbindungen wie Formaldehyd, die mit hoher Wahrscheinlichkeit Krebs verursachen. Einige Studien haben Sucralose mit Leukämie in Verbindung gebracht. Darüber hinaus kann Sucralose den Blutzucker- und Insulinspiegel erhöhen, was ein Risiko für die Insulinresistenz und Gewichtszunahme darstellt. Alle künstlichen Süßstoffe können zu einer Blutzuckerdysregulation führen.

Eine Ausnahme bildet allerdings Erythrit. Zucker und natürliche Süßungsmittel (Honig, Ahornsirup, Agave) ernähren ungesunde Bakterien und stören das Mikrobiom. Auch künstliche Süßstoffe schädigen das Mikrobiom. Beide Süßungsmittel belasten die Leber auf unterschiedliche Weise. Viele Ernährungswissenschaftler empfehlen Stevia oder Xylit als natürliche Substanzen, die sich auch als gesunde Süßstoffe eignen. Auch wenn diese beiden Alternativen eindeutig besser sind als Zucker oder künstliche Süßstoffe, ist Erythrit die gesündeste Wahl. Erythrit unterstützt die Bildung der kurzkettigen Fettsäuren (SCFAs), die für die Gesundheit und das Gewicht so vorteilhaft sind.

Lebensmittel für einen gesunden Darm

Die Mikrovilli (Darmzotten) und die Tight Junctions (dichte Verbindungen) sind für den Wiederaufbau des Verdauungssystems sehr wichtig. Beide sind Teil des Darmepithels, der Auskleidung des Dünndarms. Die Tight Junctions sind entscheidend für die Vermeidung eines Leaky Guts (undichtem Darm). Sie halten die Epithelzellen so dicht zusammen, dass nur mikroskopisch kleine Nährstoffe durchdringen können. Werden die Tight Junctions gelockert, können größere Mengen an unvollständig verdauter Nahrung durchsickern. Dies führt zu einem Leaky Gut und den daraus resultierenden gesundheitlichen Beeinträchtigungen. Die Darmauskleidung wird durch Lebensmittel unterstützt, die reich an Inulin, Arabinogalactanen und Fructooligosaccharide (FOS) sind.

Die folgenden Lebensmittel haben einen sehr positiven Einfluss auf die Darmgesundheit und dürfen während der gesamten Dauer der Mikrobiom-Diät konsumiert werden:

Gemüse

Artischocken
Aubergine
Beeren
Blumenkohl
Brokkoli und Brokkolini
Brunnenkresse
Grünkohl
Gurke
Kapern
Karotten (nicht als Snack oder Beilage)
Knoblauch
Kohlgewächse
Kohlrabi
Kürbis
Pak Choi
Pilze
Rosenkohl
Rüben
Rübstiel
Salat
Schwarzer Rettich
Sellerie
Spargel
Spinat
Tomaten
Zucchini
Zwiebeln

*Obst**

Apfel (nicht mehr als einen pro Tag)
Avocado
Banane (noch leicht grün)
Birne
Grapefruit
Kirschen
Kiwi
Kokosnuss
Kokosnusswasser
Nektarinen
Orangen
Rhabarber

Fleisch

Fisch (ohne Quecksilber)
Huhn
Meeresfrüchte
Rind

Nüsse, Samen und Kerne

Chia-Samen
Hanfsamen
Kürbiskerne
Leinsamen
Mandeln
Nussmehle
Paranüsse
Sonnenblumenkerne
Walnüsse

Bio-Mandelbutter
Bio-Sonnenblumenkern-Butter

Gewürze

Zimt
Kurkuma

Hülsenfrüchte

Kichererbsen
Linsen

Fette und Öle

Bio-Ghee / geklärte Butter
Bio-Butter
Kokosöl
Leinsamenöl
Olivenöl

Milchersatz

Kokosmilch (ungesüßt)
Mandelmilch (ungesüßt)

**Aufgrund des hohen Glucose- und Fructosegehalts ist es ratsam, Obst nicht in Übermengen zu essen – speziell in Phase 1.*

Gesunde Fette

Eine der besten Möglichkeiten, Entzündungen zu reduzieren, ist die Verwendung von Omega-3-Fettsäuren, insbesondere in Form von EPA/DHA-Fischöl. Fischöl reduziert nicht nur Darmentzündungen, sondern hilft auch, das Schleimhautgewebe des Verdauungstraktes wiederherzustellen. Die Schleimhautzellen der Darmwand erneuern sich sehr schnell (im 24-Stunden-Zyklus) und sind daher sehr anfällig für schädliche Einflüsse.

Gesunde Fette sind daher für die Zellgesundheit und die Heilung der Darmwand unerlässlich. Das Gleichgewicht im Darm wird durch das richtige Verhältnis von Omega-3- zu Omega-6-Fettsäuren wiederhergestellt:

- ***Nüsse und Nussbutter: Mandeln, Pekannüsse, Paranüsse, Walnüsse, Cashew, Macadamia***
- ***Samen und Kerne sowie Mus- und Buttersorten: Chia-Samen, Hanfsamen, Sonnenblumenkern-Butter, Sesammus (Tahini)***
- ***Leinsamen und Leinsamenöl***
- ***Sonnenblumenkerne und Kürbiskerne***
- ***Olivenöl***

Gesundes Fischöl und Fischgerichte sind ebenfalls wichtig im Rahmen des Diätplans. Du musst dir keine Sorgen um das richtige Verhältnis von Omega-3- und Omega-6-Fettsäuren machen. Stelle nur sicher, dass du den Fokus auf gesunde Fette legst und jeden Tag etwas Fisch, Leinsamen, Nüsse oder Kerne zu dir nimmst. So wird es dir leicht fallen, das Gleichgewicht auf natürliche Weise sicherzustellen.

Die gesündesten Optionen wählen

Die Vorteile des Konsums von Bio- und Freiland-Produkten liegen auf der Hand. Auf der einen Seite wirst du auf lange Sicht weniger essen. Deine

Darmflora und dein Verdauungstrakt bleiben frei von den Chemikalien, die in konventionell hergestellten Lebensmitteln enthalten sind, einschließlich Antibiotika.

Wähle nach Möglichkeit die folgenden Optionen aus:

- ***Bio-Obst und -Gemüse***
- ***Fleisch, Eier und Milchprodukte von freilaufenden, grasgefütterten Tieren, die so human und artgerecht wie möglich behandelt wurden.***
- ***Lachs aus Wildfang und unbehandelter Fisch (Fisch ohne Quecksilber)***

Phase 2

Nach der ersten Phase ist der Darm auf dem besten Weg zur Heilung, vielleicht ist er sogar vollständig geheilt. Dein Mikrobiom befindet sich in einem viel gesünderen Zustand, aber es sind weitere Schritte erforderlich. In der zweiten Phase ist es weiterhin wichtig, Lebensmittel zu vermeiden, die eine langfristige Belastung für die mikrobielle Gemeinschaft darstellen. Im Laufe dieser Zeit wirst du fermentierte Lebensmittel neu einführen. Bei der Auswahl der Lebensmittel bleibt dir etwas mehr Spielraum, da deine Darmflora und Verdauung wesentlich effizienter arbeiten.

Die folgenden Lebensmittel sind auch in Phase 2 zu vermeiden:

- ***Erdnüsse oder Erdnussbutter***
- ***Fructosereicher Maissirup (HFCS)***
- ***Gluten***
- ***Hydrierte Fette und Trans-Fette***
- ***Rapsöl***
- ***Säfte***
- ***Soja (ausgenommen Sojalecithin)***
- ***Trockenobst oder Obstkonserven***

- ***Verarbeitete und verpackte Lebensmittel***
- ***Verarbeitetes Fleisch und Wurstwaren***

Lebensmittel, die in moderaten Mengen wieder in die Ernährung eingeführt werden können:

Milchprodukte*	***Glutenfreies Getreide***
• *Milchprodukte aus Ziegen- oder Schafmilch: Milch, Käse, Joghurt usw.* • *Kefir, einschließlich Kuhmilch*	• *Amaranth* • *Buchweizen* • *Hirse* • *Hafer (glutenfrei)* • *Quinoa* • *Reis: Brauner Reis, Wildreis*
Eier	***Hülsenfrüchte***
Nach Möglichkeit Bio-Freilandeier, angereichert mit Omega-3-Fettsäuren	• *Grüne Bohnen* • *Bohnen aller Art: Schwarze, rote, weiße Bohnen oder Kidneybohnen*
Obst	***Gemüse***
Zuckerreiche Obstsorten sind in kleinen Portionen erlaubt. Dies sind z. B. Melonen aller Art, mit Ausnahme der Wassermelone, die einen zu hohen Zuckergehalt aufweist.	• *Süßkartoffeln* • *Yamswurzeln*

**Wer stark auf Milchprodukte reagiert, sollte Kefir durch Kokosmilch ersetzen und weiterhin auf Käse oder Joghurt verzichten.*

Abschluss nach 6-Wochen

Zu diesem Zeitpunkt hast du mit hoher Wahrscheinlichkeit die schädlichen Bakterien aus deinem Verdauungssystem eliminiert. Der undichte Darm ist entweder vollständig geheilt oder steht kurz davor. Das Mikrobiom ist inzwischen gesund und in einem stabilen Gleichgewicht. Dennoch ist es ratsam, bei Bedarf weiterhin mit Enzymen und Magensäure zu ergänzen und den Darm mit Probiotika und Präbiotika in einem gesunden Zustand zu halten.

Diejenigen, die ihr Wunschgewicht noch nicht erreicht haben, werden mit dieser Ernährungsform weiter abnehmen. Wer sein Wunschgewicht erreicht hat, sollte es mit diesem Konzept halten können. Sobald du dein Wunschgewicht erreicht hast, kannst du die Einnahme von Nahrungsergänzungsmitteln zur Gewichtsabnahme einstellen.

Präbiotika

Im Unterschied zu Probiotika dienen Präbiotika als Nahrung für unsere gesunden Bakterien, die unseren Organismus am Laufen halten. Mit Präbiotika füttern wir die bereits vorhandenen nützlichen Bakterien. Diese pflanzlichen Ballaststoffe nähren die Darmflora und unterstützen die Heilung des Darms. Präbiotika können eine sehr wichtige Rolle bei der Gewichtsabnahme spielen. Einige wichtige Präbiotika sind nachstehend aufgeführt:

Arabinogalactan

Arabinogalactane sind pflanzliche Ballaststoffe, die die Vielfalt der Mikroorganismen durch die Fütterung der wichtigen Gattung Lactobacillus erhöhen und erhalten, die auch bei der Fermentation von Joghurt und Kefir genutzt wird. Dieses natürliche Präbiotikum unterstützt auch das Wachstum von Bifidobakterien, einer weiteren wichtigen Art von nützlichen Bakterien. Zugleich werden die unerwünschten Bakterien zurückgedrängt. Im Darm fermentieren und bilden diese Präbiotika die für eine gesunde Darmwand notwendigen kurzkettigen Fettsäuren. Die Zellen der Darmwand nutzen diese Fettsäuren zur Energiegewinnung und halten die Darmwand stark und geschmeidig. Arabinogalactane können auch entzündungshemmende Gene aktivieren und solche ausschalten, die Entzündungen verursachen. So können sie die Darmwand vor Entzündungen bewahren.

Hauptvorteile von Arabinogalactanen:

• *Nahrung für die nützlichen Bakterien in der Darmflora.*
• *Bekämpfung von E. coli und Klebsiella, die mit Fettleibigkeit und Autoimmunerkrankungen in Verbindung gebracht werden.*
• *Die Bildung von Epithelzellen zur Stärkung der Darmwand wird unterstützt.*
• *Sie wirken entzündungshemmend und tragen so zur Bekämpfung von Fettleibigkeit bei.*
• *Unterstützung des Immunsystems, wodurch Autoimmunerkrankungen vorgebeugt wird*
• *Senkung des Ammoniakspiegels, wodurch die Leber geschützt wird.*

Inulin

Inulin ernährt viele verschiedene Bakterienarten und sorgt so für eine artenreiche mikrobielle Gemeinschaft. Es hat auch eine heilende Wirkung auf den Darm und fördert die Verdauung. Es vermindert die Aufnahme von Glucose und verbessert den Fettstoffwechsel. Beim Verzehr von inulinhaltigen Lebensmitteln wird der Blutzuckerspiegel aufgrund des hohen Inulingehalts dieser Lebensmittel nicht angehoben. Vielmehr hemmt Inulin die Aufnahme von Zucker und hilft gleichzeitig, sich satt zu fühlen. Inulin hilft auch, Lebensmittel effizienter zu verdauen, so dass man sich weniger hungrig fühlt und auf lange Sicht weniger isst.

Inulin ist auch wichtig für die allgemeine Gesundheit. So kann die Darmflora, wenn sie die tägliche Menge an Inulin erhält, die für den Körper wichtigen Vitamine bilden, insbesondere die Vitamine B und K. B-Vitamine sind für die Stressbewältigung, die Verarbeitung von Emotionen, die geistige Leistungsfähigkeit und den Hormonhaushalt unerlässlich. K-Vitamine sind essentiell für die Unterstützung des Stoffwechsels.

Vorteile von Inulin:

• *Nahrung für die nützlichen Bakterien in der Darmflora*
• *Verbesserung der Verdauung*
• *Die Aufnahme von Glucose wird gehemmt, so dass man sich satt fühlt und weniger Kalorien aufnimmt.*
• *Unterstützung der körpereigenen Produktion der Vitamine B und K.*
• *Stimulierung des Stoffwechsels*
• *Verbesserung der Knochengesundheit: Inulin unterstützt die Aufnahme von Calcium und Magnesium, die zur Vorbeugung und/oder Umkehrung der Osteoporose benötigt werden.*

Präbiotische Lebensmittel

Präbiotische Lebensmittel versorgen nützliche Darmbakterien mit Nahrung und unterstützen so unsere Verdauung. Du kannst Präbiotika in Kapselform oder durch den Verzehr ballaststoffreicher Lebensmittel zu dir nehmen: Spargel, Karotten, Knoblauch, Topinambur, Yambohnen, Lauch, Zwiebeln, Rettich oder Tomate. Doch ganz so einfach funktioniert es leider nicht. Entscheidend ist die Frage, ob unser Körper sie aufnehmen und verwerten kann. In einer gestörten Darmflora und bei Verdauungsstörungen können wir große Mengen an Vitaminen, Mineralien und Antioxidantien aufnehmen, ohne dass dies einen wirklichen Effekt auf unsere Gesundheit hat. Wir brauchen einen gesunden Darm, um die Antioxidantien tatsächlich aufzunehmen, damit sie in unseren Zellen wirken und sie schützen. Wir brauchen eine gesunde Darmflora und einen gesunden Darm, um die Antioxidantien, Vitamine und Mineralien effizient zu nutzen.

- *Beschränke dich auf die Lebensmittel, die deinen Darm heilen und dein Mikrobiom aufbauen, stärken und erhalten.*
- *Verzichte auf die Lebensmittel, die deinen Darm strapazieren und dein mikrobielles Gleichgewicht beeinträchtigen.*

Es gibt bestimmte Lebensmittel, die für die Aufnahme von Vitaminen, Mineralien und Antioxidantien unerlässlich sind. Diese sind auch für die Erreichung und Erhaltung eines gesunden Gewichts unbedingt erforderlich.

Spargel

Spargel ist reich an Inulin, also dem präbiotischen Ballaststoff, der das mikrobielle Wachstum vorantreibt, so dass wir uns satt fühlen und auf vielfältige Weise abnehmen können. Spargel wirkt entzündungshemmend und reguliert den Blutzuckerspiegel. Beide Faktoren spielen eine wichtige Rolle bei der Gewichtsabnahme. Er hilft bei der Regulation des Blutdrucks und ist reich an Glutathion, einem natürlichen Entgiftungsmittel, Vitamin B6, Folsäure, Vitamin C, Beta-Carotin, Magnesium, Chrom und Zink.

Karotten

Karotten liefern neben Arabinogalactanen auch Beta-Carotin und Vitamin A. Vitamin A hilft bei der Heilung der Darmwand und bietet viele weitere gesundheitliche Vorteile. Iss sie nur in kleinen Mengen und nicht aus einer großen Schüssel voller Karotten, da sie einen hohen glykämischen Index haben. Das bedeutet, dass der Blutzuckerspiegel stark ansteigen kann.

Knoblauch

Knoblauch enthält viel Inulin sowie Allicin und Diallyldisulfid, die das Herz und das Herz-Kreislauf-System langfristig stärken. Knoblauch wirkt sich wie folgt auf die Gesundheit aus:

- *Senkung des Blutdrucks und des Cholesterins (sowohl des Gesamt- als auch des LDL-Cholesterins („schlechtes Cholesterin"))*
- *Reduzierung von oxidativem Stress*
- *Reduzierung des Risikos für die koronare Herzkrankheit (KHK)*
- *Verminderung von Verklebungen der Blutplättchen, wodurch*

Schlaganfälle und andere Herz-Kreislauf-Erkrankungen verhindert werden können.

- *Verminderung von arteriosklerotischen Plaques, auch zum Schutz vor Schlaganfällen und Herz-Kreislauf-Erkrankungen.*
- *Bekämpfung des Überwuchses schädlicher Bakterien*

Topinambur

Topinambur hat einen sehr hohen Inulingehalt. Wie bereits erwähnt, ist Inulin ein wirksames Mittel zur Gewichtsabnahme. Es sättigt, reguliert den Blutzuckerspiegel und versorgt die gesunden Bakterien in der Darmflora.

Yambohnen

Die Yambohne ist kalorienarm, aber reich an Ballaststoffen. Genau das Richtige, um sich satt zu fühlen, den Blutzuckerspiegel auszugleichen, die Verdauung zu fördern und unsere Darmflora aufzubauen. Neben dem hohen Inulingehalt enthält die Yambohne viele gesunde Phytonährstoffe, pflanzliche Antioxidantien, die die Zellgesundheit fördern und Entzündungen bekämpfen. Yambohnen sind auch reich an Vitamin C, Magnesium und Mangan. Vitamin C ist ein wichtiges Antioxidans, das unter anderem die Darmwand aufbaut und Mangan und Magnesium werden für Verdauungsenzyme benötigt.

Lauch

Lauch (Porree) ist reich an Ballaststoffen und Flavonoiden, den Antioxidantien, die zur Verbesserung der Zellfunktionen beitragen. Er ist reich an Mangan, das Verdauungsenzyme aktiviert und reich an Vitamin A, das für die Heilung der Darmwand unerlässlich ist. Lauch enthält außerdem Folsäure und Vitamin B6 zur Unterstützung der Gehirnfunktion. Zudem zeichnet sich Lauch durch einen hohen Gehalt an Kaempferol aus, das uns vor Krebs und Herz-Kreislauf-Erkrankungen schützt.

Radieschen

Radieschen haben einen sehr hohen Gehalt an Arabinogalactanen, einer der Ballaststoffe, die die Darmflora aufbauen, die Verdauung unterstützen und ein Sättigungsgefühl erzeugen. Sie eignen sich hervorragend als Snack und sind füllend und nahrhaft für das Mikrobiom. Radieschen sind auch reich an Magnesium und Mangan (wichtig für die Bildung von Verdauungsenzymen), Vitamin C (ein hervorragendes Antioxidans zur Stärkung des Immunsystems), Calcium (für die Knochengesundheit), Folsäure und Vitamin B6 (zur Stressbewältigung und Unterstützung der Gehirnfunktion). Außerdem wirken sie leicht entzündungshemmend.

Tomaten

Tomaten sind ebenfalls reich an Arabinogalactanen. Die leuchtend rote Farbe verrät, dass die Tomate reich an Lycopin ist, ein hervorragendes Antioxidans. Das Vitamin C der Tomaten erhöht die antioxidative Wirkung. Außerdem sind sie reich an Vitamin A, das zusammen mit all seinen anderen Eigenschaften für die Darmheilung wichtig ist.

Zwiebeln

Zwiebeln und Knoblauch stammen aus derselben Familie und haben viele gemeinsame Eigenschaften. Zwiebeln sind reich an Inulin und wirken ähnlich wie Knoblauch kardioprotektiv und senken Blutdruck und Cholesterin. Sie enthalten viele Polyphenole, die unsere Blutgefäße schützen. Zwiebeln sind auch reich an Flavonoiden, Antioxidantien, die die Widerstandsfähigkeit der Blutgefäße erhöhen und Entzündungen reduzieren. Außerdem sind sie reich an Chrom, was sich positiv auf unsere Insulinreaktion auswirkt und ein weiterer Vorteil bei der Gewichtsabnahme ist. Und schließlich sind sie reich an Quercetin, das die Heilung der Darmwand fördert.

Probiotika

Probiotika sind Zubereitungen aus lebenden Mikroorganismen, die sich positiv auf die Gesundheit und insbesondere auf den Darm auswirken. Diese Nutzbakterien, die den Darm besiedeln, können in Form von Kapseln oder durch den Verzehr von kultivierten und fermentierten Lebensmitteln mit lebenden Bakterien aufgenommen werden:

Sauerkraut, Kimchi und fermentiertes Gemüse sind ein fester Bestandteil der gesamten Mikrobiom-Diät. Kefir und Joghurt werden ab der 2. Phase verwendet.

Probiotika helfen nachweislich beim Abbau von viszeralem Fett. Dies ist das sehr gefährliche Fett, das die inneren Organe umgibt und den Bauchumfang vergrößert.

Fermentierte Lebensmittel

Fermentierte Lebensmittel wie Sauerkraut, Kimchi, fermentiertes Gemüse, Joghurt und Kefir gehören zu den natürlichen Probiotika. Sie enthalten eigene lebende Kulturen von Bakterien, die die gesunden Bakterien im Mikrobiom ergänzen. Fermentierte Lebensmittel sind eine gute Möglichkeit, um Lücken in der Darmflora wieder aufzufüllen. Die probiotische Ernährung umfasst neben mehreren Portionen Kimchi, Sauerkraut, fermentiertem Gemüse und Kefir oder Joghurt (Phase 2) auch Probiotika in Kapselform.

Fermentierte Lebensmittel sind in vielen Formen erhältlich: Saucen, Currys, Konserven, eingelegtes Gemüse und sogar Süßigkeiten. Sie können gebraten, gekocht oder kandiert werden und können in Hauptgerichten, Beilagen, Salaten oder Desserts gegessen werden. Fermentierte Getränke können alkoholisch, wie Bier und Wein, oder alkoholfrei, wie bestimmte Tees, Essigsorten oder Buttermilch sein.

Fermentierte Lebensmittel, die in Deutschland erhältlich sind, auf einen Blick:

- ***Fermentiertes Gemüse***

In vielen Geschäften und Online-Shops erhältlich.

- ***Joghurt***

Ein fermentiertes Milchprodukt. Es empfiehlt sich, Joghurt aus Schaf- oder Ziegenmilch zu konsumieren, da er leichter zu verdauen ist im Vergleich zu Kuhmilchprodukten. Auf kommerzielle Produkte, die stark gesüßt sind oder Früchte enthalten, sollte man verzichten.

- ***Kefir***

Ein weiteres fermentiertes Milchgetränk. Nach Möglichkeit nur Kefir aus Schaf- oder Ziegenmilch verwenden.

- ***Kimchi***

Eine koreanische Variante von fermentiertem Kohl, Karotten, Chili, Zwiebeln und Knoblauch.

- ***Kombucha***

Ein kohlensäurehaltiger, fermentierter Tee.

- ***Sauerkraut***

Eine Variante von fermentiertem Kohl.

Ein gutes Probiotikum

• *Enthält eine große Vielfalt an nützlichen Bakterien. Je höher die Anzahl und Artenvielfalt der nützlichen Bakterien, desto besser.*
• *Es sollte zwischen 50 und 200 Milliarden KBE (koloniebildenden Einheiten) enthalten. Je mehr, desto besser, aber Vielfalt ist noch wichtiger.*
• *Enthält mindestens diese drei Arten von* ***Lactobacillus: acidophilus, rhamnosus, plantarum****.*
• *Ein weiterer Pluspunkt wäre, wenn es* ***Lactobacillus reuteri*** *enthält.*
• *Enthält verschiedene Arten von* ***Bifidobakterien****.*
• *Die meisten Probiotika enthalten keinen* ***Lactobacillus gasseri****. Diese haben sich als sehr wirkungsvoll bei der Förderung der Gewichtsabnahme herausgestellt. Sie können entweder einzeln oder als Probiotika erworben werden.*

Magensäure und Verdauungsenzyme

Bei Stress oder einer gestörten Darmflora sinkt der Magensäurespiegel. Dies beeinträchtigt die Verdauung und ermöglicht es den schädlichen Bakterien, den Verdauungstrakt zu besiedeln. Zu wenig Magensäure kann auch einen negativen Einfluss auf die Verdauung haben, die Cortisolproduktion anregen, den Stoffwechsel verlangsamen und die Fettspeicherung aktivieren. Darüber hinaus kann es zu Sodbrennen kommen, das viele Ärzte mit Antazida oder Protonenpumpenhemmern behandeln.

Die Nahrung wandert vom Mund durch die Speiseröhre in den Magen. Salzsäure (Magensäure) und das Verdauungsenzym Pepsin werden zur Förderung der Verdauung im Magen ausgeschieden. Produziert der Magen jedoch nicht genügend Säure, bricht dieser Teil des Verdauungsprozesses zusammen. Ein Mangel an Magensäure kann die Aufnahme von Nährstoffen sowie von Vitamin B6, Folsäure (eine weitere wichtige Form von Vitamin B), Calcium und Eisen beeinträchtigen. Zu wenig Magensäure prädisponiert uns auch für die Dysbiose. Ein Mangel an Magensäure ist oft die Ursache für Sodbrennen. Das unangenehme Brennen nach einer Mahlzeit wird in der Regel nicht durch zu viel Säure, sondern durch zu wenig verursacht! Die Lösung besteht deshalb nicht darin, die Säure noch weiter zu reduzieren, sondern sie so weit zu erhöhen, dass das Verdauungssystem den Nahrungsbrei nicht zurückfließen lässt, sondern vorantreibt und nach unten in die richtige Richtung leitet. Sodbrennen bedeutet jedoch nicht immer einen Mangel an Säure. In einigen Fällen wird Sodbrennen durch einen Überschuss an Säure verursacht. Für die überwiegende Mehrheit der Betroffenen sind Sodbrennen und Reflux aber ein Hinweis auf einen Mangel an Magensäure.

Nachdem der Nahrungsbrei vom Magen in den Dünndarm geschoben wird, beginnen Verdauungsenzyme, ihn in noch kleinere Bestandteile zu zerlegen, so dass die wertvollen Nährstoffe in den Blutkreislauf aufgenommen werden können. Ein Mangel an Magensäure bedeutet aber, dass das Signal für die Produktion dieser Enzyme im Dünndarm nie vollständig empfangen wird. Auch deshalb werden neben der ergänzenden Salzsäure wahrscheinlich auch ergänzende Enzyme benötigt. Eine gestörte Darmflora gibt dieses wichtige Signal nicht ab. Die Folge ist eine erschwerte Verdauung. Nährstoffe werden aus der Nahrung nicht vollständig extrahiert und ein undichter Darm führt wahrscheinlich dazu, dass die unvollständig verdaute Nahrung die Darmwand durchdringt und eine weitere entzündliche Immunantwort auslöst. Um die Nahrung effizient zu zersetzen, sind Nahrungsergänzungsmittel mit Magensäure und Verdauungsenzymen notwendig. Andernfalls können unvollständig verdaute Nahrungsbestandteile in die Darmwand eindringen und das Immunsystem aktivieren, was zu Entzündungen und letztlich zu einer Gewichtszunahme führt.

Im Anschluss an die 1. Phase der Darmsanierung werden die für eine optimale Verdauung notwendigen Verdauungsenzyme und Magensäure in Form von Zusatzpräparaten zugegeben. Die folgenden Verdauungsenzyme und Salzsäure-Tabletten sind zu jeder Mahlzeit und Zwischenmahlzeit einzunehmen:

Säure-Ersatz-Präparate:

- ***Salzsäure** in Tablettenform (Betain HCl; 500 mg zu jeder Mahlzeit)*

Oder

- ***Apfelessig**: 1 TL verdünnt mit 5 bis 6 TL Wasser (zu jeder Mahlzeit). Steigere die Dosis schrittweise, bis zu 3 bis 4 TL Essig pro Mahlzeit.*

Ersatz für die körpereigenen Verdauungsenzyme:

1 bis 2 Kapseln pro Mahlzeit

Finde ein gutes Kombinationsprodukt, das folgende Enzyme enthält:

- ***Amylase***

Enyzm zur Verdauung von Stärke

- **DPP 4** *(Dipeptidylpeptidase 4)*

Zur Verdauung von Gluten und Casein (Milchprotein), falls Spuren dieser Proteine im Essen enthalten sind.

- ***Lipase***

Enyzm zur Verdauung von Fett

- ***Protease***

Enyzm zur Verdauung von Protein

Hinweise und Anzeichen für zu wenig Magensäure

Aufstoßen	*Sodbrennen*
Blähungen (unmittelbar nach den Mahlzeiten)	*Übelkeit nach der Einnahme von Nahrungsergänzungsmitteln*
Nahrungsmittelallergien	*Verdauungsstörungen*
Rosazea (erweiterte Blutgefäße der Nase oder Wangen)	*Verstopfung*
	Völlegefühl

Ursachen für zu wenig Magensäure

Alkohol	*Nikotin*
Antibiotika	*Schilddrüsenunterfunktion*
Gestörte Darmflora	*Stress / Chronischer Stress*
Koffein	

Protonenpumpenhemmer

Der häufige Übergebrauch von Antazida und Protonenpumpenhemmern trägt wesentlich zu einer gestörten Darmflora bei. Sie können unsere Gesundheit nicht verbessern, ganz im Gegenteil. Diese Medikamente können kurzfristig nützlich sein, um Sodbrennen oder Reflux zu lindern. Langfristig greifen diese Medikamente jedoch das Mikrobiom an und beeinträchtigen die Verdauung. So kann der regelmäßige Gebrauch von Antazida oder die langfristige Einnahme eines Protonenpumpenhemmers zu ernsthaften gesundheitlichen Problemen führen. Verzichte auf diese Medikamente und ersetze die Magensäure auf natürliche und schonende Weise. Vor dem Absetzen eines verschreibungspflichtigen Medikaments, einschließlich eines Protonenpumpenhemmers, ist es immer ratsam, einen Arzt zu konsultieren.

Ergänzungsmittel

Die Integrität der Darmwand wird durch den Konsum der vorgenannten Lebensmittel erreicht. Gewürze und Nahrungsergänzungsmittel können den Heilungsprozess beschleunigen. Entzündungen werden durch Butyrat, Quercetin und andere Wirkstoffe wie Curcumin reduziert. Darüber hinaus werden Aminosäuren wie Glutamin und Mineralien wie Zink benötigt, um die Darmwand zu stärken und geschmeidig zu halten. Wer seit mehreren Jahren an einer Entzündungskrankheit leidet, sollte auch einige Kräuter und Nahrungsergänzungsmittel verwenden, um die Krankheit so schnell wie möglich zu beseitigen. Diese haben einen positiven Einfluss auf die Gesundheit und das Gewicht. Während der Mikrobiom-Diät werden Mineralien und Kräuter eingesetzt, um die Integrität der Darmwand, der Darmzotten und der dichten Verbindungen wiederherzustellen. Nachfolgend findest du eine Auswahl wertvoller Wirkstoffe für die Heilung des Darms.

Butyrat

Butyrat (Buttersäureester) ist ein wichtiger Baustein für die Gesundheit des Darms. Wie bereits erwähnt, ist Butyrat eine der wichtigsten kurzkettigen Fettsäuren (SCFAs). Diese Fettsäuren schützen vor Krebs, fördern die Immunfunktion, heilen Entzündungen, nähren und schützen die Darmschleimhaut und verbessern die Integrität der Darmwand. Butyrat wirkt sich auch positiv auf die Gewichtsabnahme aus, ist integraler Bestandteil unseres Verdauungssystems und die wichtigste Energiequelle für unseren Dickdarm. Butyrat hat auch krebshemmende und entzündungshemmende Eigenschaften. Die Einnahme von Präbiotika stimuliert die Darmflora zur Produktion kurzkettiger Fettsäuren, einschließlich Butyrat. Auch die Verwendung von Nahrungsergänzungsmitteln mit Butyrat kann sinnvoll sein.

Echter Eibisch

Echter Eibisch (Althaea officinalis) lautet der Name eines Heilkrauts. Die Wurzeln und Blätter der Pflanze enthalten eine klebrige Substanz, die in Verbindung mit Wasser ein Gel bildet. Dieses kann Reizungen lindern, indem gereizte Schleimhäute beruhigt werden. Eibisch scheint auch in der Lage zu sein, die Schleimhaut der Darmwand zu überziehen und zu beruhigen. Darüber hinaus hat der Eibisch eine entzündungshemmende Wirkung. Er wird zur Behandlung verschiedener Verdauungsstörungen, Magengeschwüre und entzündlicher Darmerkrankungen wie Morbus Crohn und Colitis ulcerosa eingesetzt.

Glutamin

Glutamin ist eine wichtige Aminosäure, die die Funktion und Integrität der Darmwand aufrechterhält. Sie versorgt die Zellen des Magen-Darm-Traktes mit Energie und trägt zur Erneuerung des gesamten Verdauungssystems bei.

Kurkuma

Kurkuma (Curcumin) ist ein natürliches entzündungshemmendes Mittel, das zur Heilung des Darms beiträgt, das mikrobielle Gleichgewicht fördert und sich positiv auf die Gehirnfunktion auswirkt.

Zimt

Zimt gleicht den Blutzucker und damit das Insulin aus, verhindert die Insulinresistenz und hilft so dem Körper, Fett zu verbrennen, anstatt es zu speichern.

Zink-Carnosin

Zink-Carnosin ist ein Komplex aus dem Mineral Zink und der Verbindung Carnosin, die aus den beiden Aminosäuren Beta-Alanin und L-Histamin zusammengesetzt ist. Zink-Carnosin fördert nachweislich die Heilung des Magen-Darm-Traktes und hat zahlreiche Schutzfunktionen für das Gehirn. Es wurde gezeigt, dass Menschen mit Leaky Gut, Reizdarmsyndrom oder Übergewicht einen Zinkmangel haben.

Nahrungsergänzung

Bitte konsultiere vor der Einnahme von Nahrungsergänzungsmitteln einen erfahrenen Arzt, um sicherzustellen, dass keine Kontraindikationen oder unerwünschten Nebenwirkungen auftreten.

Präbiotika

Arabinogalactan

Nahrungsergänzungsmittel: 500 bis 1000 mg (zweimal täglich)

Arabinogalactan kann durch den Verzehr der folgenden Lebensmittel gewonnen werden:

- *Birnen*
- *Karotten*
- *Kiwis*
- *Kurkuma*
- *Radieschen*
- *Tomaten*
- *Zwiebeln*

Inulin-Pulver

Nahrungsergänzungsmittel: 4-6 Gramm pro Tag (aufgeteilt in zwei Dosen)

Inulin kann durch den Verzehr der folgenden Lebensmittel gewonnen werden:

- *Chicorée-Wurzel (Zichorie)*
- *Knoblauch*
- *Schwarzwurzel*
- *Spargel*
- *Topinambur*
- *Yambohnen*
- *Zwiebeln*

Es lohnt sich auch, nach einem Kombinationspräparat mit Inulin und Arabinogalacatan Ausschau zu halten.

Butyrat (Calcium/Magnesium)

Nahrungsergänzungsmittel: 200 bis 300 mg (1- bis 2-mal täglich)

Butyrat wird neben der Verwendung als Präbiotikum auch als Nahrungsergänzungsmittel zur Gewichtsabnahme empfohlen. Butyrat empfiehlt sich auch in Mischpräparaten zusammen mit anderen kurzkettigen Fettsäuren.

Nahrungsergänzung für eine gesunde Darmbarriere

Um die Integrität der Darmwand zu verbessern, kann zusätzlich ein Kombinationspräparat mit den folgenden Wirkstoffen verwendet werden:

- ***Carnosin***
- ***Echter Eibisch*** *(100 mg pro Tag)*
- ***Gamma-Oryzanol*** *(300 mg bis 1,5 Gramm pro Tag)*
- ***Glutamin*** *(1 bis 5 Gramm pro Tag)*
- ***N-Acetylglucosamin*** *(1000 mg pro Tag)*
- ***Quercetin*** *(Iso-Quercitin; 100 bis 500 mg täglich)*
- ***Rote-Ulme / Ulmenrinde*** *(200 mg pro Tag)*

- ***Süßholz** (De-Glycyrrhizinated Süßholz-Extrakt; 400 mg pro Tag)*
- ***Zink***

Zink mit oder ohne Carnosin. In Kombination zwischen 100 und 150 mg pro Tag. Bei der Einnahme von Zink allein, 30 mg pro Tag und Carnosin in einer Dosis von 100 bis 500 mg pro Tag.

Zur Heilung des Darms kann ein Kombinationspräparat mit Glutamin, Zink, N-Acetylglucosamin und Carnosin verwendet werden. Beachte die Anweisungen auf der Verpackung.

Nahrungsergänzung für die Darmflora

Um die schädlichen Bakterien, Pilze und Parasiten aus dem Darm zu bekämpfen, bieten sich zusätzlich Kombinationspräparate an, die sich aus folgenden Wirkstoffen zusammensetzen könnten:

- ***Berberine***
- ***Caprylsäure***
- ***Grapefruitkernextrakt***
- ***Knoblauch***
- ***Olivenblattextrakt***
- ***Oregano-Öl***
- ***Pfefferminz-Öl***
- ***Teebaum-Öl***
- ***Wermut***

So kann beispielsweise Knoblauchextrakt (5 mg, dreimal täglich) oder Berberin (200 mg, dreimal täglich) als Einzelpräparat verabreicht werden.

Rezepte

Frühstück

Obstsalat

2 Portionen – Phase 1

Zutaten

- *1 Orange*
- *2 Nektarinen*
- *50 g Beeren*
- *gemahlener Zimt*
- *1 EL frische Minze*

Zubereitung

Die Nektarinen und die Orange schälen und in 1 cm große Stücke schneiden. Die Nektarinen- und Orangen-Stücke zusammen mit den Beeren in einer Schale vermischen. Zimt in die Mischung einrühren, mit Minze bestreuen und servieren.

Obstsalat mit Paranüssen

Dieser Obstsalat enthält einen hohen Anteil an Vitamin C, damit der Tag mit einem gestärkten Immunsystem starten kann. Kiwi ist reich an Ballaststoffen und Paranüsse enthalten Proteine und einen gesunden Anteil an Omega-3-Fettsäuren.

2 Portionen – Phase 1

Zutaten

- *1 Grapefruit, durch die Mitte halbiert*
- *2 Orangen*
- *1 Kiwi*
- *70 g Heidelbeeren oder Himbeeren*
- *10 g frische gehackte Minzblätter*
- *12 Paranüsse*

Zubereitung

Orangen und Grapefruit schälen und in Stücke schneiden. In eine ***Schüssel*** *geben. Die Kiwi in zwei Hälften schneiden, schälen und in 1 cm große Stücke schneiden. In die Schüssel geben und mit den Grapefruit- und Orangen-Stücken vermengen. Die Beeren in die Obstschale geben und untermischen. Die gehackten Minzblätter darüber verteilen und servieren.*

Birnen-Kiwi Smoothie

Birnen und Kiwis sind sehr nützlich für das mikrobielle Wachstum, da sie natürliche Präbiotika sind, die die Darmflora stärken und gleichzeitig zur Heilung des Darms beitragen.

2 Portionen – Phase 1

Zutaten

- *2 große reife Birnen*
- *2 Kiwi, geschält*
- *100 ml frischer naturtrüber Apfelsaft*
- *100 ml frischer naturtrüber Birnensaft*
- *2 TL Mandelbutter*
- *4 EL Erbsenproteinpulver*
- *6 Eiswürfel*
- *1 TL Bio-Erythrit oder nach Geschmack*

Zubereitung

Die Zutaten in einen Mixer geben und zu einem feinen Smoothie pürieren.

Energie Smoothie

Diese Kombination aus Früchten bildet einen herrlich süßen Start in den Tag. Der Ingwer unterstützt die Verdauung und ist ein natürliches entzündungshemmendes Mittel. Die Früchte sind voller Vitamine und die Mandelbutter enthält reichlich gesunde Fette zur Unterstützung der Zell- und Gehirngesundheit.

2 Portionen – Phase 1

Zutaten

- *8 große reife Erdbeeren*
- *Orangensaft aus 2 großen Orangen*
- *2 reife Nektarinen oder 1 Apfel, geschält und entsteint*
- *6 Eiswürfel*
- *200 ml naturtrüber Apfelsaft*
- *1 TL geschälte, fein gehackte frische Ingwerwurzel*
- *2 TL Mandelbutter*
- *4 EL Erbsenproteinpulver*
- *½ TL Bio-Erythrit (optional)*

Zubereitung

Die Zutaten in einen Mixer geben und zu einem feinen Smoothie pürieren.

Heidelbeeren-Smoothie

Vollgepackt mit vielen nährstoffreichen Zutaten, wird er dir den Start in den Tag erleichtern. Die Heidelbeeren, Mandeln, Hanfsamen, der Spinat und die Avocado tragen alle dazu bei, den Körper und die Darmflora zu stärken.

2 Portionen – Phase 1

Zutaten

- *400 ml Mandelmilch*
- *4 Handvoll Spinat*
- *1 kleine Avocado*
- *1 Banane*
- *250-300 g gefrorene Bio-Heidelbeeren oder andere Beeren*
- *4 TL Hanfsamen*

Zubereitung

Die Mandelmilch und den Spinat in einen Mixer geben und fein pürieren. Avocado, Banane und Heidelbeeren zugeben und mixen, bis die gewünschte Konsistenz erreicht ist. Mit zusätzlichen Heidelbeeren und Hanfsamen garnieren.

Schokoladen-Mandel Smoothie

2 Portionen – Phase 1

Zutaten

- *500 ml ungesüßte reine Mandelmilch*
- *4 EL Mandelbutter*
- *4 EL Bio-Kakaopulver (ungesüßt)*
- *2 Bananen*
- *8 Eiswürfel*

Zubereitung

Alle Zutaten in einen Mixer geben und fein pürieren.

Smoothies selber machen

Der Vorteil von Smoothies ist, dass man kein Rezept braucht. Kreiere deine eigene Mixtur mit verschiedenen Geschmacksrichtungen. Bitte halte die folgenden Regeln ein, um die Rezepte mit dem Diätplan in Einklang zu bringen:

Phase 1/2

Zutaten

- *Wähle eine flüssige Grundzutat: Milchersatz (Mandel- oder Kokosmilch), Kokoswasser, grüner Tee oder einfach nur gefiltertes Wasser (Phase 2: Kefir oder Joghurt).*
- *Gib ein paar Handvoll grünes Blattgemüse hinzu: Spinat, Römersalat, Grünkohl, Mangold oder Löwenzahnblätter.*
- *Wähle etwas Obst (frisch oder gefroren): Beeren, Bananen, Äpfel, oder Birnen.*

Zubereitung

Alle Zutaten in einen Mixer geben und fein pürieren.

Goldene Milch

Erfreue dich an der Heilkraft von Kurkuma und erlebe die wohltuende Wirkung bei jedem Schluck. Die goldene Milch schmeckt nicht nur, sie ist auch sehr gesund. Das entzündungshemmende Gewürz Kurkuma enthält den Wirkstoff Curcumin. Dieser orange-gelbe Farbstoff macht Kurkuma zu einer der wertvollsten Quellen für Beta-Carotin. Neben seinen entzündungshemmenden Eigenschaften hat Kurkuma auch eine starke antioxidative und antibakterielle Wirkung.

2 Portionen – Phase 1

Zutaten

- *500 ml ungesüßte Mandel- oder Kokosmilch*
- *2 gehäufte EL frische geriebene Kurkumawurzel*
- *2 EL frische geriebene Ingwerwurzel*
- *2 TL gemahlener Zimt*
- *2 EL Kokosöl oder Ghee*
- *Bio-Erythrit nach Geschmack (optional)*

Zubereitung

Die Mandel- oder Kokosmilch in einem kleinen Kochtopf bei mittlerer Hitze aufwärmen. Nicht kochen lassen. Kurkuma, Ingwer und Zimt zugeben. Das Kokosöl hinzufügen, verrühren und erwärmen. Zum Schäumen einen Schneebesen verwenden. Erythrit nach Belieben zugeben und umrühren, bis die Milch schaumig und heiß ist.

Kefir-Smoothie mit Kurkuma

2 Portionen – Phase 2

Zutaten

- *500 ml Kefir*
- *80 g gefrorene Mangowürfel*
- *120 g gefrorene Brombeeren*
- *1 Banane*
- *2 TL gemahlener Kurkuma*

Zubereitung

Alle Zutaten in einen Mixer geben und fein pürieren.

Heidelbeeren-Grünkohl Smoothie

Die Avocado- und Mandelbutter versorgt uns mit gesunden Fetten, der Kefir ist ein natürliches Probiotikum, der Grünkohl ist sehr nährstoffreich und das Proteinpulver liefert Energie für einen kraftvollen Start in den Tag.

2 Portionen – Phase 2

Zutaten

- *60 g gehackter Grünkohl*
- *120 g gefrorene, ungesüßte Bio-Heidelbeeren*
- *½ Avocado*
- *2 TL Mandelbutter*
- *350 ml Kefir*
- *10 Eiswürfel*
- *4 EL Erbsen- oder Hanfproteinpulver*

Zubereitung

Alle Zutaten in einen Mixer geben und fein pürieren.

Mango-Smoothie

Mango fördert die Verdauung und liefert neben Folsäure und Calcium auch die Vitamine A, C und E. Ingwer fördert die Verdauung und wirkt entzündungshemmend. Der Kefir in Phase 2 ist ein natürliches Probiotikum, das die Darmflora aufbaut.

2 Portionen – Phase 1/2

Zutaten

- *1 große reife Mango, geschält, entkernt und zerkleinert*
- *200 ml naturtrüber Apfelsaft in Phase 1 bzw. Kefir in Phase 2*
- *100 ml Wasser*
- *200 g Apfel, geschält, entkernt, in Stücke geschnitten*
- *1 TL gehackter frischer Ingwer (optional)*
- *4 EL Erbsenprotein oder Hanfproteinpulver*
- *6 Eiswürfel*

Zubereitung

Alle Zutaten in einen Mixer geben und fein pürieren.

Apfel-Smoothie

Du kannst den Apfel entweder backen oder roh verwenden. Dieser Frühstücks-Smoothie enthält Proteine, probiotischen Kefir und vitaminreiche Äpfel und Birnen.

2 Portionen – Phase 2

Zutaten

- *2 kleine Äpfel, geschält, entkernt und zerkleinert oder 1 großer gebackener Apfel, geschält, entkernt und zerkleinert*
- *120 ml ungesüßter naturtrüber Apfelsaft*
- *120 ml Kefir*
- *2 kleine Birnen, geschält, entkernt und zerkleinert*
- *4 EL Proteinpulver*
- *1 TL Zimt*
- *¼ TL Muskatnuss*
- *¼ TL Nelke*
- *6 Eiswürfel*

Zubereitung

Die Zutaten in einen Mixer geben und zu einem feinen Smoothie pürieren.

Eier mit Tomaten, Radieschen und Spargel

Die drei Superfoods (Tomaten, Rettich und Spargel) liefern die Nährstoffe für das Mikrobiom und unterstützen die Heilung des Darms.

2 Portionen – Phase 2

Zutaten

- *4 Bio-Eier*
- *8 Spargel, geschält und Stielende entfernt*
- *6 Tomatenscheiben*
- *6 Radieschen, in zwei Hälften geschnitten*
- *Salz und Pfeffer*

Zubereitung

Die Eier kochen, schälen und vierteln. Der Spargel wird am besten im Dampfgarer gekocht. Den Spargel in eine gelochte Garschale legen. Je nach Dicke des Spargels 12 bis 15 Minuten bei 100 °C garen oder bis die Spargelköpfe weich sind, die Stangen aber noch Biss haben. Die Eier mit Spargel, Tomatenscheiben und Radieschen auf einem Teller anrichten und servieren. Mit Salz und Pfeffer abschmecken.

Rührei mit Lauch und Zwiebeln

Die beiden Superfoods (Lauch und Zwiebel) sowie Estragon versorgen das Mikrobiom, unterstützen die Heilung des Darms und verfeinern den Geschmack.

2 Portionen – *Phase 2*

Zutaten

- *4 Bio-Eier*
- *2 EL kaltes Wasser*
- *2 TL frischer, gehackter Estragon, aufgeteilt*
- *4 EL geklärte Butter / Ghee oder 4 EL Olivenöl, aufgeteilt*
- *2 EL gehackter Lauch, gehackt*
- *4 EL gehackte Zwiebel*
- *Salz und Pfeffer zum Abschmecken*

Zubereitung

Die Eier in einer Rührschüssel aufschlagen und mit einem Schneebesen verquirlen. Das kalte Wasser mit dem Estragon zugeben und kräftig umrühren. 2 TL geklärte Butter erhitzen und den Lauch bei niedriger bis mittlerer Hitze 2 Minuten lang anbraten. Die Zwiebeln dazugeben und 5 Minuten garen, bis sie zart und goldgelb sind. Eine Prise Salz und die restliche geklärte Butter zugeben, bis die Butter schmilzt und sich Blasen bilden. Die Eier in die Mitte der Pfanne gießen und unter langsamen Rühren zum Stocken bringen. Das Rührei anrichten und servieren. Mit Salz und Pfeffer abschmecken.

Probiotischer Haferbrei

Haferflocken zusammen mit Zimt, Leinsamen, Kefir und Vanille geben dir einen leckeren probiotischen Kick.

2 Portionen – Phase 2

Zutaten

- *100 g glutenfreie Haferflocken*
- *Prise Salz*
- *1 EL Leinsamenmehl*
- *120 ml Kefir*
- *¾ TL gemahlener Zimt*
- *½ TL reiner Vanilleextrakt*
- *2 EL Walnuss-Stücke*
- *2 EL Sultaninen*

Zubereitung

Die Haferflocken, das Salz, das Leinsamenmehl mit 700 ml Wasser in einem mittelgroßen Topf zum Kochen bringen. 1 Minute kochen lassen, die Hitze auf niedrige Stufe herunterdrehen und 20-30 Minuten köcheln lassen. Haferflocken vom Herd nehmen und Kefir, Zimt und Vanille unterrühren. Mit je 1 EL Walnüssen und Sultaninen bestreuen und servieren.

Chia-Vanille-Pudding mit Erdbeeren

Dieser mit Früchten und Nüssen garnierte, proteinreiche Pudding ist eine perfekte Mahlzeit, um morgens in Fahrt zu kommen. Die gelatinösen Chia-Samen verdicken die Mandelmilch über Nacht und bilden so einen simplen Pudding. Chia und Milch mindestens eine Stunde vor dem Servieren mischen und mit frischen Erdbeeren und Mandeln bestreuen.

2 Portionen – *Phase 1*

Zutaten

- *100 g Chia-Samen*
- *500 ml ungesüßte, reine Mandelmilch*
- *2 TL reiner Vanilleextrakt*
- *30 g Mandelscheiben*
- *140 g frische Erdbeeren in Scheiben geschnitten*

Zubereitung

In zwei Schälchen oder Becher je 50 g Chia-Samen und 250 ml Mandelmilch mischen. 1 TL der Vanille in jede Schale geben. Gut umrühren, abdecken und über Nacht im Kühlschrank aufbewahren. Am Morgen mit Mandeln und Erdbeeren bestreuen und servieren.

Mittag

Rucola-Salat

Yambohnen und Zwiebeln sind Superfoods für die Darmflora. Die Avocado versorgt deine Zellen und dein Gehirn mit gesunden Fetten, während dich die Rucola mit Eisen und B-Vitaminen versorgt, um dich in Schwung zu bringen und Stress abzubauen. Mango ist zudem reich an Verdauungsenzymen und fördert so die Verdauung.

2 Portionen – Phase 1

Zutaten

- *Zitronen-Vinaigrette (siehe Kap. „Hausgemachte Basisrezepte")*
- *60 g Rucola-Blätter*
- *½ Avocado, geschält und in Scheiben geschnitten*
- *½ Mango, geschält und in Scheiben geschnitten*
- *40 g geschälte Yambohne, in Würfel geschnitten*
- *40 g rote Zwiebel, dünn geschnitten*
- *Salz und Pfeffer nach Belieben*
- *Hähnchenstreifen (optional)*

Zubereitung

Die Rucola-Blätter mit der Hälfte der Vinaigrette vermischen. Avocado, Mango, Yambohne und Zwiebel zur Rucola-Mischung geben und mit Salz und Pfeffer abschmecken. Das Hähnchen dazugeben (optional). Die restliche Vinaigrette darüber träufeln und sofort servieren.

Fenchel-Salat

Fenchel wirkt sich positiv auf die Verdauung und die Gewichtsabnahme aus. Er enthält viel Kalium, Vitamin C, Kupfer und Mangan. Diese Inhaltsstoffe unterstützen auch das Immun- und Herz-Kreislauf-System.

2 Portionen – Phase 1

Zutaten

- *1 Fenchelknolle, ohne Stiele, quer in dünne Scheiben geschnitten*
- *2 EL Olivenöl*
- *1 TL frischer Zitronensaft*
- *1 TL geschnittener frischer Estragon*
- *Salz und Pfeffer zum Abschmecken*

Zubereitung

Alle Zutaten zusammenwerfen, mischen und servieren.

Grünkohl-Salat mit Sesam-Ingwer-Dressing

Im Kühlschrank mindestens 1 Stunde ruhen lassen, damit sich die Aromen entfalten können. Dieser Salat schmeckt am nächsten Tag noch besser.

2 Portionen – Phase 1

Zutaten

Dressing

- *1 cm Stück frischer Ingwer, fein gehackt*
- *½ TL Sesamöl*
- *1 EL natives Olivenöl extra*
- *1 EL Reisessig*
- *1/8 TL Salz und frisch gemahlener schwarzer Pfeffer*

Salat

- *½ Bund Grünkohl, gestielt und in dünne Streifen geschnitten*
- *1 Karotte, geraspelt*
- *2 Frühlingszwiebeln, nur grüne Teile, in dünne Scheiben geschnitten*

Zubereitung

Dressing: Alle Zutaten in einer kleinen Schale verrühren.
Salat: In einer großen Schale den Grünkohl, die Karotte und die Frühlingszwiebeln vermischen.

Das Dressing über den Salat gießen und mit sauberen Händen mischen. Vor dem Servieren 1 Stunde abdecken und kühl stellen. In einem luftdichten Behälter im Kühlschrank ca. 3 bis 5 Tage aufbewahren.

Birnen-Salat

Blauschimmelkäse gibt es in vielen Variationen, so dass dieser Salat nach eigenem Geschmack zubereitet werden kann. Wer keinen Blauschimmelkäse mag, kann in diesem Salat mildere Sorten wie Gorgonzola oder Danablu probieren.

2 Portionen – Phase 2

Zutaten

- *1 große reife Birne*
- *300 g gemischter Salat*
- *40 g zerbröckelter Blauschimmelkäse aus Schaf- oder Ziegenmilch*
- *30 g gebrochene Walnusshälften*
- *3 EL Zitronen-Vinaigrette (siehe Kap. „Hausgemachte Basisrezepte")*
- *Salz und Pfeffer*
- *6 Streifen gekochte Hähnchenbrust*

Zubereitung

Die Birnen halbieren, vierteln und in Scheiben schneiden. Zum Garnieren 6 Scheiben beiseitelegen. Die Salatblätter auf einem Teller anrichten. Birne, Käse und Walnüsse dazugeben. Mit der Vinaigrette vermischen und mit Salz und Pfeffer abschmecken. Mit den beiseitegelegten Birnenscheiben, den Hähnchenstreifen und extra Walnüssen garnieren.

Mandarinen-Walnuss-Salat

2 Portionen – Phase 2

Zutaten

- *300 g gemischter Salat*
- *30 g Walnuss-Stücke*
- *2 Mandarinen, geschält und filetiert*
- *30 g zerbröckelter Blauschimmelkäse aus Schaf- oder Ziegenmilch*
- *30 g Rotwein-Vinaigrette (siehe Kap. „Hausgemachte Basisrezepte")*

Zubereitung

In einer Salatschüssel die grünen Salatblätter, Walnüsse, Orangen und Blauschimmelkäse vermengen. Das Dressing über den Salat träufeln und miteinander verbinden.

Quinoa-Salat mit Rucola und Walnüssen

2 Portionen – Phase 2

Zutaten

- *200 g gekochter Quinoa*
- *80 g Rucola-Blätter*
- *4 EL Walnuss-Stücke*
- *2 EL Leinsamen*
- *4 EL zerbröckelter Fetakäse aus Schafmilch*
- *3 EL Weißweinessig*
- *1 EL natives Olivenöl extra*
- *¼ TL Salz*
- *¼ TL frisch gemahlener schwarzer Pfeffer*

Zubereitung

Die Quinoa in zwei große Schalen verteilen. Je 40 g Rucola, 2 EL Walnüssen, 1 EL Leinsamen und 2 EL Feta zugeben. Den Essig und das Olivenöl in einer kleinen Schale verrühren. Mit Salz und Pfeffer würzen. Das Dressing auf die beiden Schalen verteilen, gut durchmischen und servieren.

Linsensalat

2 Portionen – Phase 1

Zutaten

- *100 g Linsen, gespült*
- *3 Frühlingszwiebeln, weiße und grüne Teile, in dünne Scheiben geschnitten*
- *100 g gehackte Tomaten*
- *½ Gurke, geschält und gewürfelt*
- *30 g entsteinte Kalamata-Oliven, in Scheiben geschnitten*
- *1,5 EL natives Olivenöl extra*
- *30 g frisch gepresster Zitronensaft*
- *¼ TL Salz*

Zubereitung

Linsen in einen kleinen Kochtopf mit 400 ml Wasser füllen. Zum Kochen bringen, die Hitze auf mittlere Stufe zurückdrehen und 15 bis 25 Minuten kochen lassen, bis die Linsen weich sind. Abtropfen lassen und unter kaltem Wasser abspülen. Die Frühlingszwiebeln, Tomaten, Gurken und Oliven in eine große Schüssel geben. Linsen zugeben und vorsichtig unterrühren. Das Olivenöl, den Zitronensaft und das Salz dazugeben und unterrühren. Mindestens 30 Minuten kühl stellen und vor dem Servieren aufrühren.

Brokkoli-Salat mit Oliven

2 Portionen – Phase 2

Zutaten

- *200 g Brokkoliröschen, in 2 cm große Stücke geschnitten*
- *30 g Rotweinessig*
- *1 EL Vollkorn-Senf*
- *1 EL natives Olivenöl extra*
- *1 Knoblauchzehe, gehackt*
- *¼ TL Salz*
- *Frisch gemahlener schwarzer Pfeffer*
- *40 g Kalamata-Oliven, halbiert*
- *30 g zerbröckelter Fetakäse aus Schafmilch*

Zubereitung

Einen Dampftopf über einen großen Kochtopf mit kochendem Wasser setzen und den Brokkoli 5 Minuten lang dünsten (nicht gabelzart). Den Brokkoli herausnehmen und in eine Schüssel geben. Essig, Senf, Olivenöl, Knoblauch, Salz und Pfeffer in einer kleinen Schale verrühren. Über den Brokkoli gießen und untermischen. Die Oliven und den Feta zugeben und vermengen. Warm servieren oder kühl stellen, um ihn zu einem späteren Zeitpunkt kalt zu servieren. Der Salat kann in einem luftdichten Behälter im Kühlschrank bis zu drei Tage lang aufbewahrt werden.

Quinoa-Taboulé

Im Kühlschrank mindestens 1 Stunde ruhen lassen, damit sich die Aromen entfalten können. Dieser Salat schmeckt am nächsten Tag noch besser.

3 Portionen – Phase 2

Zutaten

- *100 g ungekochter Quinoa, gespült und abgetropft*
- *250 ml Wasser*
- *60 g geschälte und gehackte Gurken*
- *30 g gehackte Frühlingszwiebeln*
- *10 g gehackte frische Petersilie*
- *5 g gehackte frische Minze*
- *10 geviertelte Kirschtomaten*
- *Meersalz und frisch gemahlener schwarzer Pfeffer nach Geschmack*
- *1 EL Olivenöl*
- *2 EL frisch gepresster Zitronensaft*
- *½ TL gehackter Knoblauch*

Zubereitung

Quinoa und Wasser in einem kleinen Kochtopf geben. Aufkochen lassen, abdecken und die Hitze auf niedrige Stufe herunterdrehen. Etwa 15 Minuten köcheln lassen. Mindestens 30 Minuten lang abkühlen lassen. Die Gurken, Frühlingszwiebeln, Petersilie, Minze und Tomaten in die Quinoa einrühren. Anschließend mit Salz und Pfeffer abschmecken. In einer kleinen Schüssel das Olivenöl, den Zitronensaft und den Knoblauch verrühren, bis alles ineinander übergegangen ist. Quinoa und Gemüse zugeben und verrühren, bis alles gut miteinander vermischt ist. Vor dem Servieren abkühlen lassen.

Präbiotischer Salat

Nichts geht über einen frischen grünen Salat mit reichhaltigem Gemüse. So fühlt man sich am Nachmittag gestärkt und vitalisiert. Dieser gesunde Salat ist mit Präbiotika angereichert, die die Darmflora aufbauen.

2 Portionen – Phase 1

Zutaten

- *300 g gemischter Salat*
- *½ Fenchelknolle, in 0,5 cm dicke Scheiben geschnitten*
- *2 kleine Tomaten, in 0,5 cm dicke Scheiben geschnitten*
- *2 kleine Topinambur, abgeschrubbt, harte Enden entfernt, in 0,5 cm dicke Scheiben geschnitten*
- *6 Radieschen, gewaschen, Stiele und Wurzelspitzen entfernt, in 0,5 cm dicke Scheiben geschnitten*
- *Zitronen-Vinaigrette (siehe Kap. „Hausgemachte Basisrezepte")*

Zubereitung

Gemüse, Fenchel, Tomaten, Topinambur und Radieschen vermischen und anschließend Zitronen-Vinaigrette untermischen.

Mango-Rucola-Salat

Wie bereits erwähnt, enthält die Mango die Vitamine A und C, durch die die Darmwand wieder aufgebaut und das Immunsystem gestärkt wird. Yambohnen und Tomaten stärken das Mikrobiom und die Avocado versorgt den Körper mit gesunden Fetten.

2 Portionen – Phase 1

Zutaten

- *60 g Rucola-Blätter*
- *4 EL Zitronen-Vinaigrette (siehe Kap. „Hausgemachte Basisrezepte")*
- *1 kleine Avocado, geschält und in Streifen geschnitten*
- *1 kleine Mango, geschält und in Streifen geschnitten*
- *½ rote Zwiebel, in feine Streifen geschnitten*
- *Salz und Pfeffer nach Geschmack*
- *Hühnerstreifen (optional)*

Zubereitung

Die Rucola-Blätter mit der Hälfte der Vinaigrette vermischen. Avocado, Mango und Zwiebel zur Rucola-Mischung geben und mit Salz und Pfeffer abschmecken. Auf Wunsch Hühnerfleisch zugeben. Die restliche Vinaigrette darüber träufeln. Sofort servieren

Salatwickel mit Lachsfüllung

Wie bereits erwähnt, enthält die Mango die Vitamine A und C, durch die die Darmwand wieder aufgebaut und das Immunsystem gestärkt wird. Yambohnen und Tomaten stärken das Mikrobiom und die Avocado versorgt den Körper mit gesunden Fetten.

2 Portionen – Phase 2

Zutaten

- *200 g Lachsfilet aus der Dose oder frisch zubereitet, entgrätet und enthäutet*
- *30 g Selleriewürfel*
- *60 g Joghurt aus Ziegen- oder Schafmilch*
- *1 TL frisch gepresster Zitronensaft*
- *¼ TL Salz*
- *2 EL gehackter frischer Koriander*
- *8 große Salatblätter*

Zubereitung

Den Lachs in einem feinmaschigen Sieb abtropfen lassen. Mit dem Löffelrücken auf den Lachs pressen, um möglichst viel Flüssigkeit auszuleiten. In eine kleine Schüssel geben. Sellerie, Joghurt, Zitronensaft, Salz und Koriander untermischen. Die Salatblätter auf zwei Tellern anrichten und ca. 1 EL der Mischung über jedes Salatblatt verteilen. Jedes Blatt um den Lachssalat wickeln und servieren.

Salat mit Birne, Rüben und Granatapfel

Dieser Salat eignet sich hervorragend als Beilage oder als leichte Mahlzeit.

2 Portionen – Phase 2

Zutaten

- *1 mittelgroße Rübe*
- *150 g gemischter Salat*
- *½ Birne, entkernt und in Streifen geschnitten*
- *Kerne aus 1 Granatapfel*
- *30 g Pekannusshälften*
- *30 g zerbröckelter Feta aus Schafsmilch*
- *30 ml Rotwein-Vinaigrette (siehe Kap. „Hausgemachte Basisrezepte")*

Zubereitung

Die Rübe in einem Kochtopf mit Wasser bedecken und zum Kochen bringen. Die Hitze reduzieren und 20 bis 25 Minuten köcheln lassen, bis die Rübe weich geworden ist. Von der Herdplatte nehmen, abtropfen lassen und zum Abkühlen beiseite stellen. In einer Schüssel die Salatblätter, Birne, Granatapfelkerne, Pekannüsse und Fetakäse vermengen. Nachdem die Rübe ausgekühlt ist, schälen und in dünne Scheiben schneiden. In den Salat geben. Vinaigrette darüber gießen, vermischen und servieren.

Auberginensalat

2-3 Portionen – Phase 1

Zutaten

- *1 große Aubergine*
- *1 EL Apfelessig*
- *1 EL Salz*
- *3 EL Olivenöl*
- *300 g gemischter Salat*
- *20 Kirschtomaten*
- *1 Fenchelknolle, in dünne Scheiben geschnitten*
- *4 kleine Topinambur oder ½ mittelgroße Yambohne, in Scheiben geschnitten*
- *1 mittelgroße Gurke, geschält und entkernt, in Scheiben geschnitten*
- *Salz und Pfeffer nach Bedarf*
- *4 TL Zitronen-Vinaigrette (siehe Kap. „Hausgemachte Basisrezepte")*

Zubereitung

Den Ofen auf 200 °C (Umluft 180 °C) vorheizen. Die Aubergine in Alufolie fest einwickeln und im Ofen ca. 40 Minuten weich backen. Abkühlen lassen, dann die Haut abziehen. Die Aubergine in eine Küchenmaschine geben und ca. 15 Sekunden verarbeiten. Essig, Salz und Olivenöl hinzufügen. Die Aubergine auf den Salat legen und mit Tomate, Fenchel, Topinambur und Gurke anrichten. Mit Salz und Pfeffer würzen. Die Vinaigrette auf das geschnittene Gemüse aufgießen.

Hühnersuppe mit Grünkohl u. Topinambur

2 Portionen – Phase 1

Zutaten

- *Saft aus ¼ Zitrone*
- *120 ml kaltes Wasser*
- *1,5 mittelgroße Topinambur*
- *½ EL Olivenöl*
- *½ TL gehackter Knoblauch*
- *400 g frischer Grünkohl, harte Rippen entfernt, gewaschen*
- *500 ml Hühnerbrühe (siehe Kap. „Hausgemachte Basisrezepte")*
- *100 g Hühnerstückchen (optional)*
- *Salz und Pfeffer nach Geschmack*

Zubereitung

Zitronensaft mit dem kalten Wasser in einer mittelgroßen Schüssel verrühren. Topinambur schrubben und in 1 cm große Stücke schneiden. In das Zitronenwasser tränken und beiseite stellen. Das Olivenöl in einer Pfanne bei schwacher Hitze erhitzen und Knoblauch zugeben. Den Knoblauch nicht braun werden lassen; ca. 2 Minuten im Öl ruhen lassen. Dann den Grünkohl dazugeben und 8-10 Minuten anbraten. Die gefrorene Hühnerbrühe in einem Topf auftauen lassen. Die Topinambur abtropfen lassen und in die Brühe geben. 10 Minuten lang köcheln lassen, bis sie weich ist. Die Grünkohl-Mischung zugeben. Auf Wunsch Hühnerfleisch zugeben. 10 Minuten kochen lassen oder bis das Gemüse zart geworden ist. Mit Salz und Pfeffer würzen.

Gemüsesuppe mit Pesto

3 Portionen – Phase 1

Zutaten

- *2 EL Olivenöl*
- *1 Lauch, gewaschen und in dünne Streifen geschnitten*
- *¼ Bund Grünkohl, gewaschen, Rippen entfernt, grob gehackt*
- *1 EL gehackter Knoblauch*
- *1 kleine Rübe, geschält und gehackt*
- *1 Selleriestange, gehackt*
- *1 Karotte, geschält und gehackt*
- *1 Pastinake, geschält und in Scheiben geschnitten*
- *750 ml Hühnerbrühe (siehe Kap. „Hausgemachte Basisrezepte")*
- *1 Zucchini, in Würfel geschnitten*
- *100 g Champignons mit Stiel, geputzt und in Scheiben geschnitten*
- *60 g gekochte Hähnchenstücke (optional)*
- *Pesto (siehe Kap. „Hausgemachte Basisrezepte")*

Zubereitung

Das Olivenöl in einem großen Kochtopf bei schwacher bis mittlerer Hitze erhitzen, Lauch und Grünkohl dazugeben und 5 Minuten braten. Knoblauch zugeben und 2 Minuten anbraten. Die Rübe, den Sellerie, die Karotte und die Pastinake zugeben und 5 Minuten anbraten. Die Hühnerbrühe zugeben und 45 Minuten köcheln lassen, bis das Gemüse weich ist. Zucchini, Champignons und Hühnerfleisch (optional) zugeben und 10 Minuten köcheln lassen, bis das Gemüse weich ist. Während die Suppe kocht, Pesto zubereiten und abkühlen lassen, bis das Gericht servierbereit ist. Um das Gericht zu verfeinern, 3 EL Pesto in die heiße Suppe einrühren. Nach Belieben Salz, Pfeffer und noch mehr Pesto hinzufügen.

Endiviensuppe mit Kichererbsen

Zwiebeln, Knoblauch und Tomaten sind Superfoods für die Darmflora. Kichererbsen helfen Frauen, ihre Hormone auszugleichen, besonders in den Wechseljahren.

3 Portionen – Phase 2

Zutaten

- *1 TL gehackter Knoblauch*
- *3 EL Olivenöl*
- *½ kleine Zwiebel, geschält und gehackt*
- *500 ml Hühnerbrühe (siehe Kap. „Hausgemachte Basisrezepte")*
- *250 g gehackter Endiviensalat*
- *100 g Bio-Kichererbsen, abgetropft und gespült*
- *100 g gewürfelte Tomaten*
- *½ TL Kreuzkümmel*
- *1 TL Salz*
- *60 g zerstückeltes Hühnerfleisch (optional)*

Zubereitung

Das Olivenöl in einem Kochtopf erhitzen, den Knoblauch bei schwacher Hitze andünsten und dann die Zwiebel unterrühren. Die Zwiebel bei schwacher bis mittlerer Hitze ca. 5 Minuten anbraten. Die Brühe zugeben und zum Kochen bringen. Endiviensalat, Kichererbsen und Tomaten dazugeben. Die Temperatur auf mittlere Stufe herunterdrehen und 10 Minuten köcheln lassen. Kreuzkümmel, Salz und Hühnerfleisch unterrühren (optional).

Kichererbsen-, Tomaten- und Grünkohl-Suppe

Diese ausgewogene Mahlzeit mit Kichererbsen und viel Grünkohl hält dich den ganzen Nachmittag über satt.

3 Portionen – Phase 2

Zutaten

- *½ EL natives Olivenöl extra*
- *½ mittelgroße Zwiebel, gewürfelt*
- *2 Knoblauchzehen, gehackt*
- *200 g natriumarme Kichererbsen*
- *200 g Dosen-Tomaten*
- *250 g natriumarme Gemüsebrühe*
- *½ EL Paprika*
- *1 TL gemahlene Kurkuma*
- *½ TL getrockneter Oregano*
- *½ TL Salz*
- *¼ TL frisch gemahlener schwarzer Pfeffer*
- *½ Bund Grünkohl, gestielt und in dünne Scheiben geschnitten*

Zubereitung

Olivenöl in einem großen Kochtopf bei mittlerer bis starker Hitze erhitzen. Zwiebel zugeben und unter ständigem Rühren ca. 5 Minuten braten, bis sie weich werden. Den Knoblauch dazugeben und 1 Minute weiter anbraten. Kichererbsen, Tomaten, Brühe, 500 ml Wasser, Paprika, Kurkuma, Oregano, Salz und Pfeffer hinzufügen. Gut umrühren, zum Kochen bringen, Hitze reduzieren und 20 Minuten köcheln lassen. Den Grünkohl unterrühren und kurz garen, bis er welk wird. Vom Herd nehmen und servieren.

Kartoffelsuppe mit Lauch und Zwiebel

2 Portionen – Phase 2

Zutaten

- *2 große Lauchstangen, geputzt und geschnitten*
- *200 g geschnittene Zwiebeln*
- *1 EL Olivenöl*
- *2 TL Salz*
- *½ TL Pfeffer*
- *2 EL geklärte Butter*
- *1½ EL glutenfreies Mehl*
- *1 l Hühnerbrühe (siehe Kap. „Hausgemachte Basisrezepte")*
- *400 g geschälte, gewürfelte Kartoffeln*
- *2 TL getrockneter Estragon*
- *Salz und Pfeffer*
- *gehackter Schnittlauch (optional)*

Zubereitung

Olivenöl in einer Sauteuse bei schwacher bis mittlerer Hitze 10 Minuten lang andünsten. Etwas Salz und Pfeffer einstreuen. Die geklärte Butter zugeben und das Mehl unterrühren. Auf kleiner Flamme 2 Minuten lang garen. Die Brühe unterrühren und 1 Minute verrühren. Kartoffeln und getrockneten Estragon hinzufügen. Aufkochen lassen und ca. 40 Minuten garen oder bis die Kartoffeln weich sind. Abkühlen lassen. Die Suppe in einer Küchenmaschine oder mit einem Stabmixer pürieren. Mit Salz und Pfeffer abschmecken und auf Wunsch mit gehacktem Schnittlauch garnieren.

Abend

Geschmortes Hähnchen

2 Portionen – Phase 1

Zutaten

- *2 Hähnchenbrüste*
- *Salz und Pfeffer*
- *2 EL Kokosöl, aufgeteilt*
- *250 ml ungesüßter naturtrüber Apfelsaft, aufgeteilt*
- *200 g geschnittene Zwiebeln*
- *200 g Apfel, geschält, entkernt und in Scheiben geschnitten*
- *1 EL getrockneter Estragon*
- *½ TL getrockneter Thymian*
- *½ TL Salz*
- *¼ TL Pfeffer*

Zubereitung

Den Backofen auf 200 °C vorheizen. Das Geflügelfleisch mit Salz und Pfeffer bestreuen und in einer kleinen Sauteuse in 1 EL Kokosöl bei niedriger bis mittlerer Hitze braten. Aus der Pfanne nehmen und mit ¼ Apfelsaft ablöschen. Die Flüssigkeit über das Hühnerfleisch gießen und beiseite stellen. Die Pfanne reinigen. Die Zwiebeln im restlichen Kokosöl 5 Minuten bei schwacher Hitze dünsten. Apfel zugeben und 5 Minuten köcheln lassen. Hühnerfleisch, Flüssigkeit, Estragon, Thymian und den restlichen Apfelsaft unterrühren. Mit Salz und Pfeffer würzen. In eine kleine Auflaufform geben, mit Deckel oder Folie abdecken und 20 Minuten bei 200 °C backen. Das Hühnerfleisch wenden und weitere 10 Minuten unbedeckt backen oder bis das Fleisch nicht mehr rosa ist und der Saft klar ist. Mit Salz und Pfeffer würzen.

Curry-Gemüse-Eintopf

3 Portionen – Phase 1

Zutaten

- *120 g Karotten, in Scheiben geschnitten*
- *600 g Blumenkohlröschen*
- *1 große Zwiebel, in Scheiben geschnitten*
- *2 EL Ghee oder Olivenöl*
- *1 EL gehackter Knoblauch*
- *1 TL fein gehackte Jalapeño*
- *1 EL gehackter frischer Ingwer*
- *½ TL Kurkuma*
- *2 EL Currypulver*
- *¼ kleiner Kohl, geschnittene Streifen*
- *200 g gewürfelter Butternusskürbis (optional)*
- *60 g grüne Erbsen*
- *300 ml Kokosmilch*
- *100 g Bio-Kichererbsen*
- *Salz und Pfeffer nach Geschmack*
- *15 g gehackter Koriander*

Zubereitung

750 ml Wasser in einem mittelgroßen Kochtopf aufkochen. Karotten und Blumenkohl im Siebkorb 5 Minuten lang im kochenden Wasser garen und anschließend vom Herd nehmen. Die Zwiebel in Ghee etwa 5 Minuten lang anbraten, bis sie weich ist. Knoblauch, Jalapeño, Ingwer, Kurkuma und Curry hinzufügen. Umrühren und auf kleiner Flamme 3 Minuten garen. Kohl, Kürbis, Erbsen, Karotten und Blumenkohl dazugeben und 2 Minuten lang unter Rühren anbraten. Kokosmilch und Kichererbsen zugeben und ca. 20 Minuten garen, bis der Blumenkohl weich ist. Mit Salz, Pfeffer und zusätzlichem Jalapeño abschmecken. Mit dem gehackten Koriander bestreuen und servieren.

Zitronen-Hühnereintopf

2 Portionen – Phase 1

Zutaten

- *400-500 g Hühnerbrüste ohne Haut und/oder Hühnerkeulen*
- *2 EL Olivenöl, aufgeteilt*
- *50 g gehackte Zwiebel oder Lauch*
- *1 große Karotte, geschält und in Scheiben geschnitten.*
- *1 Pastinake, geschält und in Scheiben geschnitten*
- *1 TL frisch geriebene Zitronenschale*
- *1 Knoblauchzehe, gehackt*
- *80 frisch gepresster Zitronensaft*
- *80 g Hühnerbrühe (siehe Kap. „Hausgemachte Basisrezepte")*
- *1 TL gehackter frischer Rosmarin*
- *1 TL gehackter frischer Thymian*
- *Salz und Pfeffer nach Geschmack*
- *Gehackter Rosmarin (optional)*

Zubereitung

Den Ofen auf 180 °C vorheizen. Die Hühnerbrüste in einer Sauteuse in 1 EL Olivenöl bei mittlerer bis starker Hitze 10 Minuten lang anbraten. Das Hühnerfleisch in eine Auflaufform legen. Das restliche Olivenöl und die Zwiebel ca. 3 Minuten weich werden lassen. Die Karotte und die Pastinake in die Sauteuse geben und 5 Minuten bei mittlerer Hitze garen, bis sie leicht braun werden. Zitronenschale, Knoblauch, Zitronensaft, Hühnerbrühe, Rosmarin und Thymian zugeben und 5 Minuten kochen lassen. Die Mischung über das Hühnerfleisch verteilen und die Auflaufform mit Folie abdecken. Mit Salz und Pfeffer würzen und ca. 30 Minuten backen.

Kabeljau mit Orangen-Kümmel-Vinaigrette

2 Portionen – Phase 1

Zutaten

- *400 g, 2 Kabeljaufilets à 200 g*
- *Salz und Pfeffer*
- *4 TL Ghee*
- *Orangen-Kümmel-Vinaigrette (siehe Kap. „Hausgemachte Basisrezepte“)*

Zubereitung

Den Backofen auf 220 °C vorheizen. Die Fischfilets salzen und pfeffern. Ghee in einer Gusseisenpfanne bei starker Hitze erhitzen. Die Fischfilets zugeben und so lange braten, bis die Ränder braun werden und der Fisch undurchsichtig wird (ca. 2-3 Minuten). Die Fischfilets nicht wenden. Die Pfanne in den Ofen schieben und bei 220 °C ca. 8 Minuten backen, bis der Fisch komplett undurchsichtig ist und sich eine Kruste auf der Unterseite gebildet hat. Den Fisch auf einen Teller legen und mit der Vinaigrette und gedünsteten Blattgemüse servieren.

Gebackener Lachs

Lachs aus Wildfang hat einen sehr hohen Gehalt an wertvollen Omega-3-Fettsäuren. Diese Moleküle wirken entzündungshemmend und heilen die Darmwand, verbessern so die Verdauung und stärken das Mikrobiom.

2 Portionen – Phase 1

Zutaten

- *400 g, 2 Lachsfilets à 200 g*
- *Salz und Pfeffer*
- *4 TL Ghee / geklärte Butter*
- *1 Zitronenspalte*
- *1 TL geschmolzene Butter mit einer Prise Estragon (optional)*

Zubereitung

Den Backofen auf 230 °C vorheizen. Die Lachsfilets salzen und pfeffern. Das Ghee in einer Gusseisenpfanne bei starker Hitze erhitzen. Den Lachs (Hautseite nach oben) in die Pfanne legen und braten, bis die Ränder braun werden und das Fischfleisch in ein leicht glänzendes Rosa übergeht (ca. 3-4 Minuten). Die Filets nicht wenden. Die Pfanne in den Backofen stellen und bei 230 °C ca. 8 Minuten backen, bis der Fisch vollständig gar und fest ist und sich auf der Unterseite eine Kruste gebildet hat. Mit der Zitronenspalte und ggf. Estragonbutter servieren.

Zucchini-Nudeln mit Pesto und Kirschtomaten

Zucchini-Nudeln sind ein leckerer Low-Carb-Ersatz für normale Nudeln.

2 Portionen – Phase 1

Zutaten

- *2 Zucchinis*
- *20 g frische Basilikumblätter*
- *30 g Walnüsse*
- *1 Knoblauchzehe, grob gehackt*
- *30 bis 60 ml Olivenöl, zugegeben, bis die gewünschte Konsistenz erreicht ist.*
- *¼ TL Meersalz*
- *Frisch gemahlener schwarzer Pfeffer*
- *80 g Kirschtomaten, gehackt*

Zubereitung

Die Zucchini mit einem Spiralschneider oder Messer zu langen, dünnen Zucchinistreifen verarbeiten. Mit einem Spiralschneider können die Nudeln auf einfachste Weise hergestellt werden. Basilikum, Walnüsse und Knoblauch in einer Küchenmaschine grob zerkleinern. Das Olivenöl nach und nach einfüllen und weiterverarbeiten. Genügend Olivenöl einfüllen, damit das Pesto cremig wird. Nach Belieben mit Salz und Pfeffer würzen. Die Zucchini mit dem Pesto und den gehackten Tomaten belegen. Den Rest des Pestos in einem dicht verschlossenen Behälter im Kühlschrank bis zu 3 Tage aufbewahren.

Geschmortes Hähnchen mit Gemüse

3 Portionen – Phase 2

Zutaten

- *1 Hähnchen (ca. 1,4 kg)*
- *½ Zitrone*
- *½ große Zwiebel, geschält und in zwei Hälften geschnitten*
- *2 frische Zweige Rosmarin, plus weitere Zweige zur Garnierung*
- *Salz und frisch gemahlener schwarzer Pfeffer nach Belieben*
- *Geflügelgewürz*
- *1 große Karotte, in dicke Scheiben geschnitten*
- *1 mittelgroße Süßkartoffel, gehackt*
- *1,5 Selleriestangen in 5 cm lange Stücke geschnitten.*
- *2 Knoblauchzehen*
- *Olivenöl*
- *60 ml Hühnerbrühe (siehe Kap. „Hausgemachte Basisrezepte")*

Zubereitung

Den Backofen auf 230 °C vorheizen. Das Huhn abspülen, trocknen und die Innereien entfernen. Die Zitrone halbieren und den Zitronensaft einer Zitronenhälfte auf das Huhn verteilen. Zwiebel und Rosmarinzweige in den Hohlraum des Huhns legen. Den Hohlraum mit Salz und Pfeffer würzen. Das Huhn großzügig mit Salz, Pfeffer und frischen Geflügelgewürzen einreiben. Das Huhn in eine Backform geben. Karotten, Süßkartoffeln, Sellerie und Knoblauch in einer großen Schüssel mischen. Mit Olivenöl beträufeln und mit Salz und Pfeffer würzen. Das Gemüse um das Huhn herum verteilen. Die Brühe über das Huhn gießen und im Ofen 30 Minuten backen. Das Gemüse beim Kochen einmal durchrühren. Die Temperatur auf 180 °C reduzieren und mindestens eine weitere Stunde schmoren lassen, bis der Saft klar ist. Das Huhn aus dem Ofen nehmen und ca. 5 Minuten ziehen lassen. Mit frischen Rosmarinzweigen garnieren.

Spaghetti-Kürbis mit Marinara-Sauce

Nach ca. 30 Minuten im Backofen ist das hellgelbe, nussig schmeckende Fruchtfleisch weich und kann mit einer Gabel in Form von dünnen Fasern herausgelöst werden. Der Spaghetti-Kürbis eignet sich hervorragend als glutenfreier Ersatz für normale Spaghetti.

2 Portionen – Phase 1

Zutaten

- *1 großer Spaghetti-Kürbis, halbiert und entkernt*
- *10 g frische Basilikumblätter, grob zerrissen*
- *½ TL Salz*
- *30 g geriebener Parmesan oder Pecorino, aus Ziegen- oder Schafmilch*
- *Tomatensauce Marinara (siehe Kap. „Hausgemachte Basisrezepte")*

Zubereitung

Den Ofen auf 200 °C vorheizen. Den Kürbis mit der Schnittfläche nach unten auf ein Backblech legen. Ca. 30 Minuten backen, bis das Fleisch weich ist und mit einer Gabel durchstochen werden kann. In der Zwischenzeit die Marinara-Tomatensauce mit dem Basilikum in einem Topf verrühren und ca. 10 Minuten köcheln lassen. Den Kürbis mit einer Gabel in dünne Fasern schneiden und zur Sauce geben. Gut umrühren und mit Salz würzen. Auf zwei Tellern verteilen, mit je 2 EL Käse bestreuen und servieren.

Champignon-Rind Burger im Salatmantel

4 Burger – Phase 2

Zutaten

- *300 g Champignons*
- *1 EL natives Olivenöl extra*
- *40 g fein gewürfelte Zwiebel*
- *½ TL Salz*
- *½ TL frisch gemahlener schwarzer Pfeffer*
- *250 g mageres Rinderhackfleisch*
- *1 Ei, verquirlt*
- *4 große Salatblätter, zum Servieren*
- *4 Tomatenscheiben, zum Servieren*
- *Ketchup (siehe Kap. „Hausgemachte Basisrezepte") und Senf, zum Servieren*

Zubereitung

Die Champignons in einer Küchenmaschine in grobe Stücke zerkleinern. Das Olivenöl in einer großen Pfanne bei mittlerer bis starker Hitze erhitzen und die Champignons, Zwiebeln, Salz und Pfeffer ca. 5 Minuten anbraten, bis das Gemüse leicht braun und weich ist. Die Champignon-Masse in einer Schüssel abkühlen lassen und Rindfleisch und Ei zugeben. Alles gut vermischen und zu 4 Burger formen. Die Pfanne mit einem Papiertuch abwischen und bei mittlerer Hitze erwärmen. Die Burger dazugeben und 4 bis 5 Minuten auf jeder Seite braten, bis sie gar sind. Jeden Burger auf ein Salatblatt legen, mit einer Scheibe Tomate und etwas Ketchup und Senf bedecken und das Blatt um den Burger wickeln.

Zwischenmahlzeiten/Snacks

Blumenkohlreis

Blumenkohlreis ist ein echter Geheimtipp in der Low Carb Küche und wirkt sich positiv auf das Mikrobiom aus. Blumenkohl hat eine feste Struktur, die ihn zu einem geeigneten Reisersatz macht.

4 Portionen – Phase 1

Zutaten

- *1 großer Blumenkohl*
- *1½ TL natives Olivenöl extra*

Zubereitung

Blumenkohl in einer Küchenmaschine oder mit einer Kastenreibe so verarbeiten, dass er die Größe von Reiskörnern annimmt. Das Olivenöl in einer großen Pfanne bei mittlerer Hitze erhitzen. Den Blumenkohl dazugeben und gut umrühren. Die Pfanne bedecken und den Blumenkohl 6 bis 8 Minuten dünsten, bis er weich ist.

Gebackener Rosenkohl mit Knoblauch

4 Portionen – Phase 1

Zutaten

- *400 g Rosenkohl, Strunk geschnitten, halbiert*
- *1 EL natives Olivenöl extra*
- *8 Knoblauchzehen, gehackt*
- *Saft aus 1 Zitrone*
- *½ TL Salz*
- *Frisch gemahlener schwarzer Pfeffer*

Zubereitung

Den Ofen auf 200 °C vorheizen. Rosenkohl, Olivenöl und Salz in eine große Schüssel geben. Auf ein Backblech legen und gleichmäßig verteilen. Ca. 20 Minuten backen und nach der Hälfte der Garzeit einmal durchrühren. Den Knoblauch auf das Backblech legen und weitere 2 Minuten garen. Aus dem Ofen nehmen, mit Zitronensaft beträufeln und mischen. Mit Pfeffer und ggf. etwas mehr Salz abschmecken.

Gedünsteter Blattkohl

Blattkohl ist reich an krebshemmenden, antiviralen, antioxidativen und antibiotischen Nährstoffen und kommt damit einem pflanzlichen Arzneimittel sehr nahe. Er ist reich an Calcium und Ballaststoffen und empfiehlt sich daher für den täglichen Verzehr.

4 Portionen – Phase 1

Zutaten

- *2 Bund Blattkohl, gewaschen*
- *2 TL natives Olivenöl extra*
- *Prise rote Paprikaflocken*
- *½ TL Salz*
- *Frisch gemahlener schwarzer Pfeffer*
- *5 Knoblauchzehen, gehackt*

Zubereitung

Die Blätter mit nach außen geknicktem Stiel auf eine ebene Fläche legen. Das Blatt mit einer Hand halten und mit der anderen Hand den Stiel vom Blatt wegdrücken. Mit allen Blättern wiederholen. Die Blätter übereinander stapeln und in 1 cm breite Streifen schneiden. Das Olivenöl in einer großen Pfanne bei mittlerer Hitze erhitzen. Die Blätter in kleinen Portionen in die Pfanne geben. 1 bis 2 Minuten rühren, bis die Blätter zu verwelken beginnen. Das Gemüse zugedeckt auf kleiner bis mittlerer Flamme ca. 5 Minuten dünsten, gelegentlich umrühren. Den Deckel abnehmen und die Paprikaflocken, Salz, Pfeffer und Knoblauch hinzufügen. Noch 1 bis 2 Minuten rühren, bis der Knoblauch duftend ist und das Blattgemüse weich ist.

Gebackener Kürbis mit Knoblauch u. Salbei

4 Portionen – Phase 1

Zutaten

- *1 Butternut-Kürbis, entkernt und in Stücke geschnitten*
- *6 bis 8 Knoblauchzehen, ungeschält*
- *1 EL natives Olivenöl extra*
- *½ TL Salz*
- *12 frische Salbeiblätter, zum Garnieren*

Zubereitung

Den Backofen auf 200 °C vorheizen. Kürbis, Knoblauch und Olivenöl in eine große Backform geben. Mit Salz würzen. 20 bis 25 Minuten backen, bis das Gemüse weich ist. Mit den Salbeiblättern garnieren und servieren.

Spargel-Hummus

Dieser Sommer-Dip harmoniert auch mit frischem Gemüse wie Karotten, Sellerie, Gurken und Tomaten.

2-3 Portionen – Phase 1

Zutaten

- *200 g Spargel, holzige Enden abgeschnitten und in 2 cm Stücke geschnitten.*
- *400 g Dose Kichererbsen, abgetropft und gespült*
- *3 Knoblauchzehen*
- *2 EL frisch gepresster Zitronensaft*
- *2 EL Tahini*
- *½ TL Salz*
- *2 EL natives Olivenöl extra*

Zubereitung

Wasser in einem großen Kochtopf zum Kochen bringen. Eine große Rührschüssel mit Eiswasser füllen. Den Spargel in das kochende Wasser geben und 3 Minuten kochen lassen. In einem Sieb abtropfen lassen und den Spargel in das Eisbad geben. Kichererbsen, Knoblauch, Zitronensaft, Tahini und Salz in einem Mixer verarbeiten. So lange verarbeiten, bis eine homogene Mischung entsteht. Den abgekühlten Spargel zugeben und noch einmal fein pürieren. Das Olivenöl langsam und gleichmäßig in den Mixer gießen, bis es sich vermischt hat. Servieren oder in einem luftdichten Behälter im Kühlschrank für bis zu 3 Tage aufbewahren.

Zimt-Mandeln

2-4 Portionen – Phase 1

Zutaten

- *1 Eiklar*
- *2 EL gemahlener Zimt*
- *Prise Salz*
- *300 g ganze Mandeln*

Zubereitung

Den Backofen auf 120 °C vorheizen. Ein Backblech mit Pergamentpapier auslegen. Das Eiklar in einer mittelgroßen Schüssel schaumig schlagen. Zimt und Salz unterrühren. Die Masse gut miteinander vermischen. Auf das vorbereitete Backblech gleichmäßig verteilen. 1 Stunde backen, alle 15 Minuten einmal durchrühren. Die Nüsse vollständig abkühlen lassen und in einen luftdichten Behälter geben. Bei Zimmertemperatur nach 1 Woche aufbrauchen.

Studentenfutter

Nüsse und Kerne sind eine gute Quelle für Fette und Proteine. Zusammen mit Trockenfrüchten kann der Snack nach Belieben zusammengestellt werden. Mische und kombiniere alle deine bevorzugten Trockenfrüchte. Vermeide nur die gezuckerten Produkte. Getrocknete Äpfel, Goji-Beeren, Heidelbeeren, Erdbeeren sind eine gute Wahl. Bitte nimm immer nur kleine Portionen. Vor allem Kirschen, Datteln, Feigen oder Bananenchips haben einen hohen natürlichen Zuckergehalt und können das Mikrobiom aus der Bahn werfen. Pistazien und Cashewnüsse sind gute Alternativen als Nüsse. Wähle immer die Produkte, die unbehandelt, ungesalzen, ungesüßt und frei von zugesetztem Öl sind.

4 Portionen – Phase 2

Zutaten

- *70 g rohe Mandeln*
- *70 g rohe Walnusshälften*
- *70 g Sonnenblumenkerne*
- *60 g Rosinen*
- *60 g getrocknete Aprikosen, halbiert*

Zubereitung

Den Backofen auf 180 °C vorheizen. Die Mandeln, Walnüsse und Sonnenblumenkerne gleichmäßig auf ein Backblech verteilen und 10 Minuten backen. Nach der Hälfte der Garzeit die Nussmischung einmal durchschütteln. Die Nüsse auf dem Backblech vollständig abkühlen lassen. Die Nüsse mit den Rosinen und Aprikosen in einer Schüssel mischen. In einem luftdichten Behälter bei Raumtemperatur max. 5 Tage lagern.

Mandel-Lein-Kräcker mit Kräuter-Ziegenkäse

Mandelmehl eignet sich für leckere, ballaststoffreiche und glutenfreie Knabbereien. Zusammen mit Leinsamenmehl bieten diese Kräcker eine Ladung Omega-3-Fettsäuren. Überzogen mit Kräuter-Ziegenkäse ergibt dies einen wunderbaren Snack.

2 Portionen – Phase 2

Zutaten

Kräcker

- *50 g Mandelmehl*
- *50 g Leinsamenmehl*
- *¼ TL Salz*
- *1 ½ TL natives Olivenöl extra*
- *1 Ei, verquirlt*

Kräuter-Ziegenkäse

- *60 g weicher Ziegenkäse*
- *1 TL gehackter frischer Rosmarin*
- *1 TL gehackter frischer Thymian*

Zubereitung

Kräcker:

Den Backofen auf 200 °C vorheizen. Mandel-, Leinsamenmehl und Salz in einer mittelgroßen Schüssel gut vermischen. Olivenöl über die Mehlmischung gießen und das Ei zugeben. Umrühren, um einen Teig zu bilden. Bei Bedarf 1 bis 2 EL Wasser hinzufügen. Die Teigmasse zu einer Scheibe formen und zwischen zwei Blätter Pergamentpapier legen. Mit einem Nudelholz die Scheibe auf eine Dicke von ca. 0,5 cm ausrollen. Die obere Schicht des Pergamentpapiers abziehen und den Teig auf ein großes Backblech legen. Die zweite Pergamentschicht entfernen. Den Teig mit einem Pizzaschneider in kleine Kräcker schneiden. Je nachdem, wie der Teig geschnitten wird, sollten sich daraus etwa 25 Stück ergeben. 10 bis 12 Minuten backen, bis sie knusprig sind. Achte darauf, dass sie nicht zu dunkel werden. Aus dem Ofen nehmen und abkühlen lassen. Bei Zimmertemperatur in einem abgedeckten Behälter bis zu 3 Tage haltbar.

Kräuter-Ziegenkäse:

Ziegenkäse, Rosmarin und Thymian in einer kleinen Schale vermischen. In einem luftdichten Behälter im Kühlschrank bis zu 3 Tage aufbewahren.

Topinambur-Chips

Im Gegensatz zu den meisten Wurzelgemüsen enthält die Topinambur keine Stärke. Vielmehr enthält sie viel Inulin, dem präbiotischen Mittel, das so nützlich für das Mikrobiom ist und den Blutzuckerspiegel nicht ansteigen lässt. Die Chips haben einen milden, nussigen Geschmack und eignen sich perfekt als Begleitung zum Mittagessen oder als schneller Snack am Nachmittag.

4 Portionen – Phase 1

Zutaten

- *400 g Topinambur, geschält*
- *1 EL Kokosöl, zerlassen*
- *½ TL Salz*

Zubereitung

Den Backofen auf 200 °C vorheizen. Ein Backblech mit Pergamentpapier auslegen. Die Topinambur gut waschen und mit einer Küchenbürste gründlich abschrubben. Mit einem Gemüsehobel die Topinambur in 0,5 cm dicke Scheiben schneiden. Die Topinambur-Scheiben in einer großen Schüssel mit dem Kokosöl einreiben. Mit Salz bestreuen und mit den Händen nochmals mischen. Die Topinambur-Scheiben gleichmäßig auf dem Backblech verteilen. 15 Minuten backen, dann wenden und weitere 10 Minuten backen. Die Chips im Auge behalten, bis sie braun und knusprig geworden sind.

Süßkartoffel-Chips

Süßkartoffeln sind dank ihrer leuchtend orangefarbenen Farbe reich an Carotinoiden. Sie wirken antioxidativ und stabilisieren den Blutzuckerspiegel bzw. die körpereigene Reaktion auf Insulin. Sie eignen sich daher besser zum Snacken als die klassischen Kartoffelchips. Allerdings sollten sie erst in der zweiten Phase konsumiert werden, da sie zu den stärkereichen Gemüsesorten gehören.

4 Portionen – Phase 2

Zutaten

- *2 große Süßkartoffeln, gewaschen und geschält*
- *1 EL Kokosöl, geschmolzen*
- *½ TL Salz*

Zubereitung

Den Backofen auf 200 °C vorheizen. Ein Backblech mit Pergamentpapier auslegen. Mit einem Gemüsehobel die Süßkartoffeln in 0,5 cm dicke Scheiben schneiden. Die Süßkartoffel-Scheiben in einer großen Schüssel mit dem Kokosöl einreiben. Mit Salz bestreuen und mit den Händen nochmals mischen. Die Süßkartoffel-Scheiben gleichmäßig auf dem Backblech verteilen. 10 Minuten backen, dann wenden und weitere 10 Minuten backen. Die Chips im Auge behalten, bis sie braun und knusprig geworden sind.

Hausgemachte Basisrezepte

Basisrezept: Hühnerbrühe

Als Basis für die traditionelle Hühnersuppe sowie für Gemüsesuppen und Saucen. Diese Brühe heilt und dichtet die Darmwand ab und enthält viele Mineralien. Die Brühe benötigt viele Stunden zum Kochen, aber sobald sie zubereitet ist, kann man sie in Behälter füllen und einfrieren. Die Portionen reichen für mehrere Wochen.

rund 1,25 Liter– Phase 1

Zutaten

- *1 Bio-Huhn mit einem Gewicht von 1 bis 1,4 kg, zerlegt, abgespült und getrocknet*
- *1 Knoblauchzehen, fein gehackt*
- *1,5 EL Salz*
- *2 l kaltes Wasser*
- *1 große Zwiebel, geviertelt, ungeschält*
- *1 mittelgroße Karotte, in 4 Stücke geteilt, ungeschält*
- *Je 3 Stängel Petersilie und Dill*
- *¼ TL Pfeffer*

Zubereitung

Die Hähnchenteile mit Knoblauch und Salz einreiben, bedecken und 1 Stunde im Kühlschrank ruhen lassen. Wasser, Zwiebeln, Karotten und alle Teile des Hähnchens außer der Brust in einen Kochtopf geben, zum Kochen bringen und die Brust, die Petersilie und den Dill hinzufügen. Den Topf abdecken, die Hitze reduzieren und 40 Minuten köcheln lassen, bis das Fleisch gar ist. Das Brustfleisch herausnehmen. Das Fett abschöpfen und entsorgen. Die Haut entfernen und entsorgen. Das Fleisch von den Knochen ablösen. Die Knochen wieder in den Topf geben und 2 Stunden weiterkochen. Das Hühnerfleisch in Stücke schneiden und im Kühlschrank aufbewahren oder für einen anderen Zweck einfrieren.

Wenn der Rest des Hähnchens zart genug ist, aus dem Topf nehmen und von den Knochen trennen. Die Knochen in der Brühe 30 Minuten lang weiterkochen. Das Hühnerfleisch von den Keulen und dem Rückgrat trennen. Die Knochen in den Topf geben und 3 Stunden bei schwacher Hitze köcheln lassen. Das Huhn für einen anderen Zweck kühl stellen oder einfrieren.

Das Gemüse und die Kräuter aus dem Topf herausnehmen und entsorgen. Die Knochen und 250 ml der Brühe in einen Mixer geben und zu einer homogenen Masse verarbeiten. Die Flüssigkeit durch ein Sieb zurück in die Brühe abseihen und alle Feststoffe entsorgen. Mit Salz und Pfeffer abschmecken.

Ketchup

Phase 1

Zutaten

- *400 g Tomatenwürfel aus der Dose, gut abgetropft und zum Reduzieren des Wasseranteils im Sieb gepresst*
- *1 Dattel, entsteint und für 20 Minuten in Wasser eingeweicht.*
- *1 TL Apfelessig*
- *Prise Salz*
- *⅛ TL Paprikapulver*
- *¼ TL Zwiebelpulver*

Zubereitung

Tomaten, eingeweichte Dattel, Apfelessig, Salz, Paprika- und Zwiebelpulver in einem Mixer zu einer homogenen Masse verarbeiten. In einem luftdichten Behälter im Kühlschrank bis zu 1 Woche aufbewahren.

Tomatensauce Marinara

Phase 1

Zutaten

- *2 EL natives Olivenöl extra*
- *1 kleine Zwiebel, fein gehackt*
- *1 Knoblauchzehe, gehackt*
- *800 g Tomaten aus der Dose*
- *1 TL getrocknetes Basilikum*
- *½ TL getrockneter Oregano*
- *Salz und frisch gemahlener schwarzer Pfeffer*

Zubereitung

Olivenöl in einem mittelgroßen Kochtopf bei mittlerer Hitze erhitzen. Die Zwiebel und den Knoblauch ca. 5 Minuten leicht anbraten. In der Zwischenzeit die Tomaten in eine Schüssel geben und mit den Händen zerkleinern. Tomaten in den Kochtopf geben und die Hitze auf schwacher bis mittlerer Stufe herunterdrehen. Basilikum und Oregano zugeben und die Sauce 2 bis 3 Minuten köcheln lassen. Mit Salz und Pfeffer würzen. Falls eine feinere Sauce gewünscht wird, die Sauce in einem Mixer pürieren.

Orangen-Kümmel-Vinaigrette

Phase 1

Zutaten

- *1½ TL Dijon-Senf*
- *60 g frisch gepresster Orangensaft*
- *30 g Apfelessig*
- *80 g Olivenöl*
- *1 EL Leinsamenöl*
- *1 TL fein gehackte Orangenschale*
- *1 TL Kreuzkümmel*
- *¼ TL Salz*
- *¼ TL Pfeffer*

Zubereitung

Senf, Orangensaft und Essig in einer kleinen Schale verrühren. Die Öle langsam und gleichmäßig unterrühren. Schale, Kreuzkümmel, Salz und Pfeffer zugeben und unterrühren.

Rotwein-Vinaigrette

Phase 1

Zutaten

- *3 EL Rotweinessig*
- *1 TL Dijon-Senf*
- *¼ TL Salz*
- *¼ TL frisch gemahlener schwarzer Pfeffer*
- *80 ml natives Olivenöl extra*

Zubereitung

Essig, Senf, Salz und Pfeffer in einer kleinen Schüssel verrühren. Das Olivenöl nach und nach unter ständigem Rühren in die Schüssel gießen, bis es sich vollständig vermischt hat.

Zitronen-Vinaigrette

Phase 1

Zutaten

- *1 EL Apfelessig*
- *Saft aus ½ Orange*
- *Saft aus 1 Limette*
- *½ TL Dijon-Senf*
- *4 EL Olivenöl*
- *¼ TL Kreuzkümmel*
- *Salz und Pfeffer*

Zubereitung

Essig, Säfte und Senf in einer kleinen Schale verrühren. Das Olivenöl dabei nach und nach hineingeben. Kreuzkümmel, Salz und Pfeffer hinzufügen und unterrühren.

Pesto

Phase 1

Zutaten

- *2 EL gehackter Knoblauch*
- *60 g Basilikumblätter*
- *70 g grob gehackte Tomaten*
- *½ TL Salz*
- *½ TL Pfeffer*
- *60 g Olivenöl*
- *Salz und Pfeffer*

Zubereitung

Knoblauch, Basilikum, Tomaten, Salz und Pfeffer in eine Küchenmaschine oder einen Stabmixer geben und fein pürieren. Das Olivenöl nach und nach einfüllen und miteinander verbinden.

Fermentierte Rezepte

Gemüse, Obst und Milchprodukte können mit geringem Aufwand zu probiotischen Produkten verarbeitet werden. Das Ergebnis sind Probiotika, die die Darmflora aufbauen und zur Gesundheit des Darms beitragen.

Kefir

Kefir passt gut zu Müsli oder Frucht-Smoothies, als laktosearmer Ersatz für Milch oder Joghurt, als Backzutat oder in Rahmsuppen. Er ist vielseitig einsetzbar und erschwinglich, wenn er selbst hergestellt wird.

Phase 2

Zutaten

- *500 ml Bio-Vollmilch*
- *1 EL Kefirkörner*

Zubereitung

Die Milch und die Kefirkörner in einem Einmachglas mischen. Das Glas mit einem sauberen Küchentuch abdecken, mit einem Gummiband abdichten und 24 Stunden bei Raumtemperatur lagern. Einen Trichter in ein weiteres Glas setzen. Die Flüssigkeit durch ein feines Sieb in den Trichter gießen. Das Sieb vorsichtig auf den Trichter klopfen, so dass die gesamte Flüssigkeit in das Glas abfließt. Den Kefir mit einem festsitzenden Deckel verschließen und bis zu 5 Tage im Kühlschrank aufbewahren. Die Körner können in ein drittes Glas gegeben und noch einmal mit 500 ml Vollmilch gefüllt werden. So kann der Prozess zur weiteren Verwendung mehrmals durchlaufen werden.

Sauerkraut

Sauerkraut aus dem Handel wird in der Regel konserviert und verliert dadurch viele seiner gesundheitlichen Vorteile. Ob Weißkohl oder Rotkohl fermentiert bzw. zu Sauerkraut verarbeitet wird, ist eine reine Geschmacksfrage. Rotkohl wird wegen seiner schönen, leuchtenden Farbe und seines unvergleichlichen Vitamingehalts empfohlen, kann aber auch leicht gegen Weißkohl ausgetauscht werden.

Die Milchsäuregärung ist ein anaerober Prozess, d. h. sie findet in Abwesenheit von Sauerstoff statt. Aus diesem Grund ist es wichtig, dass das fermentierende Lebensmittel unter die Salzlake gepresst wird, damit der Prozess einwandfrei abläuft. Zu diesem Zweck kann ein Beschwerungsstein verwendet werden.

Phase 1

Zutaten

- *1 (1 -1,5 kg) Kopf Rotkohl*
- *1 EL Meersalz*

Zubereitung

Die äußeren Blätter des Kohls entsorgen und den Kohlkopf in zwei Hälften schneiden. Den Kohlstrunk entfernen und die beiden Hälften längs in dünne, etwa 0,5 cm breite Streifen schneiden. Den Kohl mit dem Salz in einer großen Schüssel vermengen. Bei Raumtemperatur ca. 30 Minuten ruhen lassen. Den Kohl in ein Einweckglas (ca. 1 Liter) füllen und mit der Faust oder einem Stampfer nach unten pressen, bis sich Krautsaft bildet. Das Glas mit einem Deckel lose abdecken und bei Raumtemperatur stehen lassen. Nach 24 Stunden sollte die Salzlake den Kohl bedecken. Andernfalls 1 TL Salz mit 250 ml Wasser mischen und in das Glas gießen, bis das Kraut eingetaucht ist. Mit einer Last (z. B. einem Beschwerungsstein) das Kraut unter der Salzlake halten und das Glas mit Frischhaltefolie abdecken und verschließen. Bei Raumtemperatur und an einem dunklen Ort 3 bis 14 Tage lang fermentieren. Ab dem 3. Tag kannst du es verkosten. Wenn dir das Sauerkraut schmeckt, kannst du das Gewicht abnehmen und das Glas im Kühlschrank lagern.

Kimchi mit Sesam

Kimchi ist der pikante koreanische Cousin des Sauerkrauts. Diese fermentierte Variante wird mit Ingwer und Chilipulver verfeinert.

Phase 1

Zutaten

- *3½ EL Meersalz, aufgeteilt*
- *1 kg Chinakohl, in 3 bis 5 cm große Quadrate geschnitten*
- *1 kleine Karotte, in Stäbchen geschnitten*
- *4 Frühlingszwiebeln, weiße und grüne Teile, diagonal in 5 cm lange Stücke geschnitten.*
- *6 Knoblauchzehen, zerdrückt*
- *5 cm frischer Ingwer, in Stäbchen geschnitten*
- *1½ EL koreanisches Chilipulver (Gochugaru)*
- *Sesamsamen, zum Servieren*

Zubereitung

3 EL Salz in einer großen Schüssel mit 1 l Wasser auflösen. Kohl und Karotten dazugeben. Einen Teller auflegen, um das Gemüse unter der Salzlake zu halten. Die Schüssel mit einem sauberen Küchentuch abdecken. Über Nacht bei Raumtemperatur ruhen lassen. Am nächsten Tag die Salzlake durch ein Sieb in eine Schüssel abgießen. Die Salzlake beiseite stellen und das Gemüse wieder in die Schüssel geben, in die es eingelegt wurde. Frühlingszwiebeln, Knoblauch, Ingwer, koreanischen Chili und den Rest des Salzes in den Kohl geben und gut vermischen. Die Mischung in ein Einweckglas (ca. 1 Liter) einfüllen.

Den Kohl so fest nach unten pressen, dass 3 cm Freiraum bleiben. Die Salzlake in den freien Raum einfüllen, bis das Gemüse bedeckt ist. Falls erforderlich, das Gemüse mit einem kleinen Gewicht unter die Salzlake halten. Den Deckel verschließen und bei Raumtemperatur fermentieren lassen. 3 Tage lang fermentieren, den Deckel täglich zum Entweichen von Gasen aufklappen. Den Kimchi verkosten und wenn er ausreichend angesäuert ist, den Deckel wieder fest aufsetzen und das Glas in den Kühlschrank stellen. Ansonsten bis zu 2 Wochen fermentieren, bis er deinem Geschmack entspricht. Es gibt kein richtiges oder falsches Timing für die Herstellung von Kimchi. Benutze deine Geschmacks-

nerven, um den richtigen Zeitpunkt für dich zu bestimmen. Mit Sesamsamen bestreut servieren.

Fermentierter Blumenkohl, Karotten und roter Zwiebel

Phase 1

Zutaten

- *2 EL Meersalz*
- *600 g Blumenkohlröschen, in kleine Stücke gebrochen*
- *2 Karotten, in Stäbchen geschnitten*
- *1 rote Zwiebel, in Spalten geschnitten*
- *1 kleine Chilischote*

Zubereitung

Das Salz in einer Schüssel in 1 l Wasser auflösen und zur Seite stellen. Blumenkohl, Karotten, Zwiebeln und Chili in ein Einweckglas (ca. 1 Liter) einfüllen. Die Salzlake in das Glas gießen. Falls erforderlich, das Gemüse mit einem kleinen Beschwerungsstein in der Salzlake halten. Den Deckel verschließen und bei Raumtemperatur 5 bis 7 Tage fermentieren. Den Deckel ab dem zweiten Tag täglich aufklappen, damit die angesammelten Gase entweichen können. Sobald das Gemüse wie gewünscht fermentiert ist, das Gewicht herausnehmen, den Deckel fest aufsetzen und im Kühlschrank aufbewahren.

Tomaten-Salsa

Phase 1

Zutaten

- *1 kleine Zwiebel, gewürfelt*
- *2 große Tomaten, gewürfelt*
- *1 Jalapeño, gewürfelt*
- *1 Knoblauchzehe, gehackt*
- *15 g gehackter frischer Koriander*
- *Saft aus 1 Limette*
- *2 TL Meersalz*

Zubereitung

Zwiebel, Tomaten, Jalapeño, Knoblauch und Koriander in eine kleine Schüssel geben. Limettensaft und Salz hinzufügen und gut vermischen. Die Salsa in ein Einmachglas geben und das Gemüse leicht nach unten drücken, bis der Saft es bedeckt. Mit dem Deckel abdecken und 48 Stunden bei Raumtemperatur fermentieren. Den Deckel fest verschließen und in den Kühlschrank stellen, wo die Salsa bis zu 10 Tage aufbewahrt werden kann.

Quellen

A. N. Payne, et al. *Gut Microbial Adaptation to Dietary Consumption of Fructose, Artificial Sweeteners and Sugar Alcohols: Implications for Host-Microbe Interactions Contributing to Obesity (2012).*

Biplab Bandyopadhyay, Narayan C. Mandal. *Probiotics, Prebiotics and Synbiotics - In Health Improvement by Modulating Gut Microbiota: The Concept Revisited (2014).*

Campbell, Kristina. *The Well-Fed Microbiome Cookbook (2016).*

E. Olano-Martin, G.R. Gibson, R.A. Rastall. *Comparison of the in vitro bifidogenic properties of pectins and pectic-oligosaccharides (2002).*

Feltman, Rachel. *The Gut's Microbiome Changes Rapidly with Diet (2013).*

Gavitt A., el al. *Probiotics Improve Outcomes After Roux-en-Y Gastric Bypass Surgery: A Prospective Randomized Trial (2009).*

Glenn R. Gibson, el al. *Selective stimulation of bifidobacteria in the human colon by oligofructose and inulin (1995).*

Greg Kelly, ND. *Inulin-Type Prebiotics – A Review: Part 1 (2008).*

Gretchen Voss. *When You Lose Weight—and Gain It All Back (2010).*

Hedvig E., el al. *Short-Term Antibiotic Treatment Has Differing Long-Term Impacts on the Human Throat and Gut Microbiome (2010).*

Herbert T., el al. *Obesity and the Microbiota (2009).*

Herbert Tilg and Arthur Kaser. *Gut microbiome, obesity, and metabolic dysfunction (2011).*

Joe Alcock, Carlo C. Maley. *Is eating behavior manipulated by the gastrointestinal microbiota? Evolutionary pressures and potential mechanisms (2014).*

K. A. Scott, et al. *Effects of Chronic Social Stress on Obesity (2012).*

K. Tillisch, et al. *Consumption of Fermented Milk Product with Probiotic Modulates Brain Activity (2013).*

Kadooka Y, el al. *Regulation of abdominal adiposity by probiotics (Lactobacillus gasseri SBT2055) in adults with obese tendencies in a randomized controlled trial. (2010).*

Kathy R. Niness. *Inulin and Oligofructose: What Are They? (1999).*

Kellman, Raphael. *The Whole Brain Diet (2017).*

Kellman, Raphael. *The Microbiome Diet: The Scientifically Proven Way to Restore Your Gut Health and Achieve Permanent Weight Loss (2014).*

Ley, Ruth E., el al. *Microbial Ecology: Human Gut Microbes Associated with Obesity (2006).*

M. D. Säemann, et al. *Anti-Inflammatory Effects of Sodium Butyrate on Human Monocytes: Potent Inhibition of IL-12 and Up-Regulation of IL-10 Production (2000).*

Michaela A. *Schlank mit Darm – Mit der richtigen Darmflora zum Wunschgewicht (2014).*

Million M., el al. *Obesity-associated gut microbiota is enriched in Lactobacillus reuteri and depleted in Bifidobacterium animalis and Methanobrevibacter smithii (2011).*

Mullin, Gerard E. *The Gut Balance Revolution: Boost Your Metabolism, Restore Your Inner Ecology, and Lose the Weight for Good! (2015).*

Mullin, Gerard E. *The Gut Balance Revolution: Boost Your Metabolism, Restore Your Inner Ecology, and Lose the Weight for Good! New York (2015).*

P. Greene, and W. Willet. *Pilot 12 Week Feeding Weight Loss Comparison: Low Fat vs. Low Carbohydrate Diets (2003).*

R. Mennigen, et al. *Probiotic Mixture VSL #3 Protects the Epithelial Barrier by Maintaining Tight Junction Protein Expression and Preventing Apoptosis in a Murine Model of Colitis (2009).*

Simon R. Knowles, et al. *Investigating the role of Perceived Stress on Bacterial Flora Activity and Salivary Cortisol Secretion: A Possible Mechanism Underlying Susceptibility to Illness (2008).*

Sonnenburg, Justin, el al. *The Good Gut: Taking Control of Your Weight, Your Mood, and Your Long-Term Health (2016).*

Haftungsausschluss

Das Buch wurde nach bestem Wissen und Gewissen geschrieben. Die Inhalte wurden mit großer Sorgfalt geprüft und verfasst. Eine Garantie oder Gewähr für die Vollständigkeit, Richtigkeit und Aktualität der Inhalte kann nicht übernommen werden. Der Inhalt dieses Buches stellt die persönliche Erfahrung und Meinung des Autors dar. Der Inhalt darf nicht mit medizinischer Hilfe verwechselt werden. Dieses Buch dient nur zu Informationszwecken und kann keine medizinische Beratung oder Ernährungsberatung ersetzen. Für eine individuelle Diagnose und Behandlung wende dich an deinen behandelnden Arzt und Ernährungsberater, bevor du eine Diät beginnst. Es wird keine rechtliche Verantwortung oder Haftung aufgrund von kontraproduktiven Handlungen oder Fehlern des Lesers übernommen. Die Haftung für Personen-, Sach- und Vermögensschäden ist daher ausgeschlossen. Eine Erfolgsgarantie kann auch nicht gegeben werden. Der Autor übernimmt daher keine Verantwortung für das Nichterreichen der im Buch beschriebenen Ziele.